Monthly Book **Derma.**

編集企画にあたって…

　今回の企画では「"中毒疹"診断のロジックと治療」と題して，いわゆる"中毒疹"についてエキスパートの先生方に最近の知見も含めてわかりやすくまとめて頂きました.

　私が師事した清水宏教授は，いつも国際的に通じる病名を用いるようにと口を酸っぱくして言われていました．例えば英語で病名を言う場合，薬疹は drug eruption とは通常言わないので，drug exanthema のほうがいい，などです．中毒疹(toxicoderma)という病名も嫌われていて，そのような国際的に使われている病名はないといつも怒られました.

　では，どういう診断名がいいのか．海外の人が言うには，私たちが中毒疹と診断するような皮疹を erythema multiforme と言ったり，もっとつかみどころがないと maculopapular exanthema と言ったりします．Erythema multiforme は原因というより皮疹の特徴からつける病名ですが，まあある程度独立した疾患としてよしとしても，maculopapular exanthema と言われてしまうと，basket diagnosis で特に皮疹が一定しているわけでもなく，そもそも皮疹の症状で病名ではなく釈然としません．よく聞くとあまり原因にもこだわってないようなことも言われるので，日本のほうが真面目に向き合ってるんじゃないかと思ったりもします.

　本企画ではいわゆる"中毒疹"を呈するものを原因別に書いていただきました．細菌感染，ウイルス感染，昆虫媒介，膠原病，悪性リンパ腫，ピロリ菌，食物ごとに，基本的なことから原因同定の道筋など，実地の臨床に明日からすぐ役立つ情報を豊富に記載していただきました．加えて近年疾患が認識された paraneoplastic autoimmune multiorgan syndrome についても最近の知見を織り交ぜていただき，ご執筆いただいた先生方に大変感謝いたします.

　加えて，お二人の先生に「"中毒疹"診断のロジック」というタイトルで執筆いただきました．私としては，エキスパートの先生がどのように"中毒疹"を理解され，対処されているのかとても興味があり，ある意味無茶ぶりのような依頼で大変恐縮したのですが，快くお引き受けいただきました．豊富な経験や深い洞察から導かれる理解や対処は，直接先生の心の内の考えを聞かせていただいているようで大変興奮いたしました.

　最後に改めましてご多用の中，時間を割いてご執筆いただいた先生方に深謝させていただくとともに，読者の皆様が次に"中毒疹"の患者さんを診られた際に少しでもお役に立てることを願います.

2020 年 4 月

阿部理一郎

KEY WORDS INDEX

WRITERS FILE
ライターズファイル
（50音順）

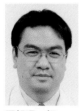

阿部理一郎
（あべ　りいちろう）

1994年	北海道大学卒業 同，研修医（皮膚科）
1998年	米国 Picower 医学研究所，研究員
2002年	北海道大学皮膚科，助手
2007年	同，講師
2011年	同，准教授
2015年	新潟大学皮膚科，教授

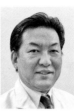
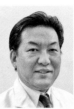
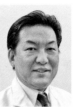

川村　龍吉
（かわむら　たつよし）

1990年	山梨医科大学卒業 同大学医学部附属病院皮膚科入局
1992年	静岡県共立蒲原総合病院皮膚科
1994年	山梨医科大学皮膚科，助手
1995年	順天堂大学医学部免疫学講座，研究員
1998年	米国国立衛生研究所/国立癌研究所留学
2002年	山梨大学皮膚科，講師
2014年	同，准教授
2017年	同，教授

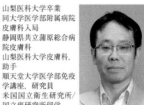
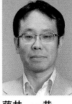

藤井　一恭
（ふじい　かずやす）

1995年	鹿児島大学卒業 岡山大学皮膚科入局，関連病院で研修
1999年	同大学大学院医学研究科
2002〜04年	国立がんセンター研究所腫瘍プロテオミクスプロジェクト
2004年	岡山市民病院皮膚科
2005年	岡山大学病院皮膚科
2006〜07年	チューリッヒ大学皮膚科
2007年	岡山大学病院皮膚科
2013年5〜10月	チューリッヒ大学皮膚科
2014年	鹿児島大学病院皮膚科

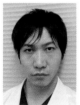

伊東　孝政
（いとう　たかまさ）

2010年	北海道大学卒業
2012年	同大学皮膚科入局 同病院，後期研修医
2013年	市立札幌病院，後期研修医
2014年	北海道大学病院，医員
2018年	同大学大学院修了
2019年	斗南病院皮膚科，科長 北海道大学皮膚科，客員研究員
2020年	米国 Columbia 大学留学

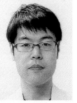

鈴木　丈雄
（すずき　たけお）

2012年	旭川医科大学卒業 横須賀市立うわまち病院
2014年	新潟大学皮膚科入局
2015年	新潟市民病院
2016年	新潟大学皮膚科，医員

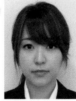
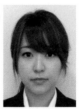

松井　彩乃
（まつい　あやの）

2015年	東邦大学卒業
2017年	同大学医療センター大森病院皮膚科入局
2018年	東京都保健医療公社荏原病院

沖山奈緒子
（おきやま　なおこ）

1999年	山梨医科大学卒業 東京医科歯科大学皮膚科，研修医
2002年	同大学皮膚科，医員
2006年	理化学研究所ジュニアリサーチアソシエイト
2008年	日本学術振興会，特別研究員
2010年	東京医科歯科大学皮膚科，助教
2011年	米国国立衛生研究所国立癌研究所皮膚科部門，客員研究員
2014年	筑波大学皮膚科，講師

鈴木茉莉恵
（すずき　まりえ）

2012年	昭和大学卒業
2014年	同大学横浜市北部病院初期研修終了 同大学皮膚科入局
2015年	同大学横浜市北部病院皮膚科
2017年	同大学病院皮膚科，助教
2019年	同大学藤が丘病院，助教

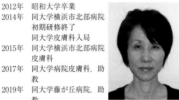

水川　良子
（みずかわ　よしこ）

1985年	杏林大学卒業 同大学医学部附属病院皮膚科入局
2000年	同大学皮膚科学講座，助手
2004年	同，学内講師
2010年	同，講師
2013年	同，准教授
2019年	同，臨床教授

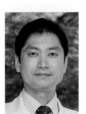

高橋　勇人
（たかはし　はやと）

2000年	慶應義塾大学卒業 同大学皮膚科学教室入局
2006年	同大学大学院医学研究科内科系皮膚科学単位取得退学 同大学皮膚科学教室，助教 東京電力病院皮膚科 博士号（医学）取得
2009年	米国国立衛生研究所，Visiting fellow NIAMS(National Institute of Arthritis and Musculoskeletal and Skin Diseases) Dr. John O'Shea ラボ
2011年	日本学術振興会海外特別研究員（NIH）
2012年	慶應義塾大学皮膚科学教室，助教
2015年	同，専任講師

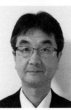

山﨑　修
（やまさき　おさむ）

1993年	島根医科大学卒業 岡山大学皮膚科入局
1995年	呉共済病院皮膚科，医師
1996年	社会保険広島市民病院皮膚科，医師
1997〜2007年	岡山大学皮膚科，医員/助手
2003〜04年	仏国リヨン大学細菌学教室
2007年	岡山赤十字病院皮膚科，医師
2008年	国立病院機構岡山医療センター皮膚科，医長
2009年	岡山大学病院皮膚科，講師
2015年	同大学大学院医歯薬学総合研究科皮膚科，講師
2017年	同大学病院メラノーマセンター，センター長
2018年	同大学大学院医歯薬学総合研究科皮膚科学分野，准教授

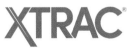
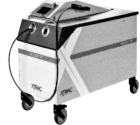

"中毒疹" 診断のロジックと治療

◆編集企画／新潟大学教授　阿部理一郎　◆編集主幹／照井　正　大山　学

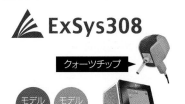
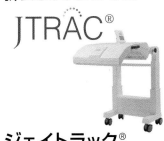

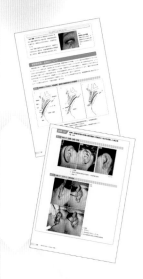
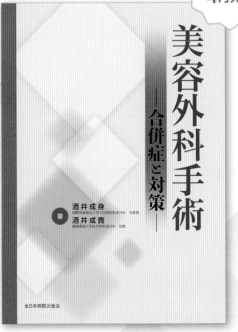

MB Derma, 296：1-6, 2020.

◆特集／"中毒疹"診断のロジックと治療

"中毒疹"診断のロジックその①
—臨床,検査から—

水川良子*

Key words：中毒疹(toxicoderma), ウイルス性発疹症(viral exanthema), 播種状紅斑丘疹(maculopapular rash), 多形紅斑(erythema multiforme), 薬疹(drug rash)

Abstract 中毒疹は非常に便利な病名である. それは, 全身に皮疹を生じた症例を目の前にしたとき, その原因にかかわらず付けることができる病名だからである. しかし, 病態や原因により正確に診断されるべきであるという考え方が近年では主流をなし, その使用頻度は減少しているようである. 中毒疹の原因の多くは薬剤かウイルスによるものが多く, 両者を厳密に区別することは難しい. 今回は中毒疹の診断につき一考する.

はじめに

中毒疹とは, "体外性あるいは体内性物質により誘発される反応性の皮疹で, 薬剤, ウイルス, 細菌など様々な因子による急性発疹症の総称"と定義されている. 本邦では一般的に使用される診断名で, 病態や原因にかかわらず使用されてきたため日常診療では頻用されてきたが, 病態や原因により正確に診断されるべきであるという考え方が近年では主流をなし, その使用頻度は減少しているようである. 典型的な中毒疹の臨床症状は, 麻疹や風疹の際にみられる播種状紅斑丘疹型や多形紅斑型に近い臨床を示し, 発熱などのカタル症状を伴うことが多いと考えられる. 本稿では中毒疹の診断につき, 原因からみた中毒疹の鑑別がなぜ難しいかという点も含めて概説を試みる.

中毒疹の臨床

中毒疹は前述したように急性の経過をとる発疹症であり, 皮疹の性状は播種状紅斑丘疹(maculopapular；MP)や多形紅斑(erythema multi-

* Yoshiko MIZUKAWA, 〒181-8611 三鷹市新川6-20-2 杏林大学医学部皮膚科学教室, 臨床教授

forme；EM)や紅皮症に類似するが, 典型的な臨床ではないために確定的な診断名を付けることができない症例にも適用される病名である. 多くは初診時に付けられる診断名であり, 経過中にその原因や病態が明確にされれば薬疹や麻疹・風疹といったそれぞれの病名に変更される(図1). 初診時に典型的なEM疹(図2)やStevens-Johnson症候群(SJS), 中毒性表皮壊死症(toxic epidermal necrolysis；TEN)と診断できれば, 中毒疹とは診断されない. 中毒疹と診断される症例は, 臨床的に発症早期で典型的な臨床を呈さないために確定診断名を付けることができない場合や, MP, EMや紅皮症などの様々な臨床の特徴を併せ持ち診断名を1つに絞ることができない場合, 経過はやや長く亜急性から慢性で皮疹の性状が一定せず非典型的な場合が考えられる. つまり, 中毒疹の診断は非典型的な皮膚所見を示す雑多な疾患の集合であり, その集団のなかから新たな概念で包括される疾患群が含まれている可能性がある.

中毒疹においてウイルス性, 薬剤性は鑑別できるのか(図3)

中毒疹の原因はウイルス性などの感染症と薬剤性が大部分を占めると考えられる. 感染症にはウ

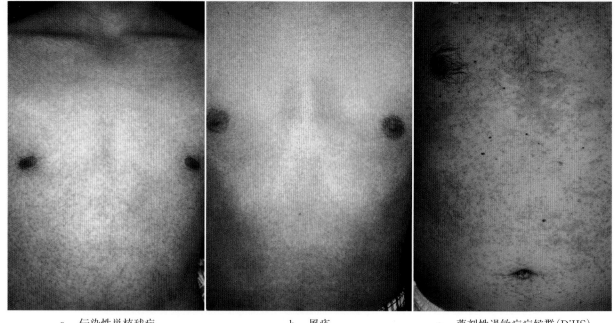

a. 伝染性単核球症　　　　　　　b. 風疹　　　　　　c. 薬剤性過敏症症候群（DiHS）

図 1. 播種状紅斑丘疹型皮疹
播種状紅斑丘疹型の臨床で発熱やリンパ節腫脹を伴った場合，臨床だけでの鑑別は難しい．

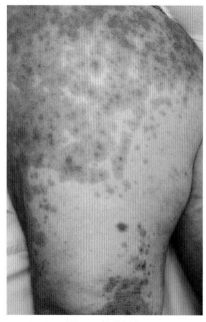

図 2. 多形紅斑
80 歳代，女性．薬剤性であることが
判明した症例．

イルス性の麻疹，伝染性単核球症（図 1-a），風疹（図 1-b）や伝染性紅斑などに加え，近年ではデング熱などの新たな感染症も中毒疹と診断され得る．他に，湿疹続発性（例：紅皮症や蕁麻疹様皮膚炎などの一部の痒疹群）や乾癬（図 4），悪性リンパ

腫に関連したもの（図 5）など様々な要因が存在する．中毒疹の原因の特定を難しくしている要因に，いくつかの原因と思われる事項の重複が挙げられる．以前から抗菌薬による薬疹は他の薬剤よりも頻度が高いことが知られてきたが，なかには梅毒の抗生剤治療時に生じるヤーリッシュ・ヘルクスハイマー反応（Jarisch-Herxheimer reaction；JHR）と類似の反応をみている可能性もある．JHR は梅毒などのスピロヘータ感染症患者に抗菌薬を使用した際，24 時間以内の早期に発熱などの全身症状と MP〜EM 型の皮疹を生じるもので，薬剤によって引き起こされる菌体成分に対する生体の免疫反応によると考えられている[1)2)]．類似の現象がピロリ菌除菌後に生じる"薬疹"と考えられてきた皮疹でも生じていることが明らかにされるとともに[3)]，蜂窩織炎などの軟部組織感染症の抗菌薬治療中にも一過性の皮疹を生じることがあり[4)]，このような現象は抗菌薬使用時にみられる皮疹が必ずしも抗菌薬の薬剤アレルギーではない可能性を示唆している．

EB ウイルスによる伝染性単核球症時にみられるアンピシリン疹も，ペニシリン服用後に MP 型の皮疹を生じるためペニシリンの薬疹と判断され

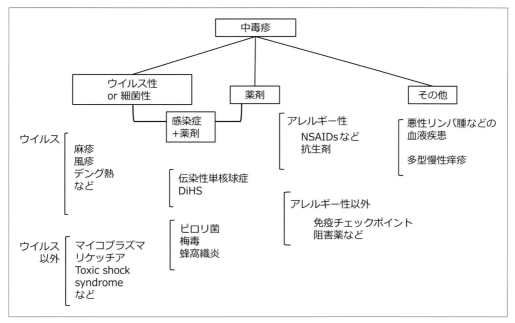

図 3. 中毒疹の様々な原因
DiHS：薬剤性過敏症症候群，NSAIDs：解熱鎮痛剤

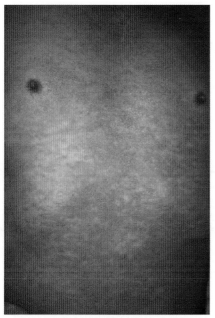

図 4. 乾癬性紅皮症
50 歳代，男性．病歴が不明であったが，
皮膚生検を行い診断が確定した症例．

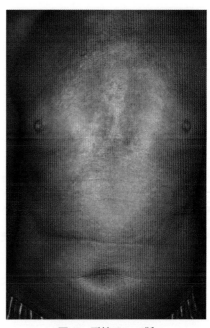

図 5. 悪性リンパ腫
80 歳代，男性．皮膚生検，IL-2R，全身 CT
などの精査を行い診断が確定した症例．

ることがある．しかし，この反応は EB ウイルス
感染による活性化 CD8 陽性 T 細胞の影響で生じ
た反応であり，薬剤リンパ球刺激試験（DLST）の
陽性も一過性であることが知られている[5)6)]．我々
は EB ウイルスによる伝染性単核球症例の皮疹消

退後の異型リンパ球（活性化 CD8 陽性 T 細胞）の
ない時期に内服チャレンジテストを施行したが，
誘発を認めなかった症例を経験している[7)]．この
ような現象は伝染性単核球症に限ったことではな
く，他のウイルス感染症でも認められる現象であ

る．塩原は，麻疹や伝染性紅斑の急性期では陽性のDLSTが回復期には陰性になることを報告し，このような症例では薬剤性を疑い精査をすれば薬疹と診断される一方で，ウイルス性を疑い精査をすればウイルス性発疹症と診断されるであろうとし，両者を鑑別することの難しさを述べている[8)9)]．さらに，中毒疹と診断されてきた症例の多くでは薬剤とウイルスなどの感染症の両者が関与しており，薬剤の関与が大きいものが薬疹とみなされ，少ないものがウイルス性発疹症とみなされてきたであろうとしている[9)]．薬剤は感染症や基礎疾患があるからこそ服用されるものであり，我々は薬剤，感染や様々な背景を元に起こる免疫反応の結果をみているため，鑑別や原因精査は容易ではないということになる．

臨床症状および一般検査からの鑑別点は

では，中毒疹において薬剤性とウイルス性，悪性リンパ腫などの疾患を区別する方法はあるのだろうか．最も鑑別が難しい薬剤とウイルスに着目すると，MPやEMといった臨床型での鑑別が難しいことは前述した．一方，皮疹の分布がウイルス性と薬剤性の鑑別に有用であることが報告されている[9)]．ウイルス性では手足口病に代表されるように末梢優位の皮疹の分布をとりやすく，gloves and socks syndrome(GSS)はその代表とされている[9)]．GSSは野球のグローブや靴下(ソックス)着用部位に一致して紅斑を生じる疾患で，麻疹やパルボウイルス，マイコプラズマなど様々な感染症により生じる[10)11)]．Gianotti-Crosti症候群も同様に，末梢優位に皮疹が分布する．一方，薬剤性ことに重症薬疹では躯幹の正中部に紅斑を認めることが多いとされている．もちろん例外は存在するが，皮疹の分布は薬剤性かウイルス性かの鑑別の目安の1つといえそうである．また，麻疹，風疹，伝染性単核球症などのウイルス性発疹症では，頸部リンパ節腫脹はウイルスの増殖をみているとされ，各疾患の特徴的所見でもあり参考になる．

一般的に，ウイルス感染症では末梢白血球数は減少する印象がある．報告例をみてみると，麻疹，風疹ともに実際に初診時に明らかに血球減少を認める症例は3割程度で，血球減少がないからウイルス感染を否定とすることはできないことがわかる[12)~14)]．一方，異型リンパ球は麻疹，風疹とも高率に認められており，ウイルス感染の指標として有用な指標である可能性が考えられた[12)~14)]．肝機能障害は，麻疹では7割程度の症例で軽度から中等度，風疹では4割程度で軽度の障害がみられ[12)~14)]，血球減少，異型リンパ球の出現，軽度から中等度の肝機能障害の存在はウイルス感染を疑わせる検査所見の候補となり得る．

中毒疹での薬剤精査の注意点

薬疹か否かを最終的に決めるには，原因薬を明らかにすることが必要である．DLST，パッチテスト，内服チャレンジテストのうち，簡便性と安全性の両面からDLSTがまず最初に行われる検査法である．DLSTは薬疹の臨床型により陽性になるタイミングが異なることが報告されている[15)]．MP，EM，SJS/TENでは発症1週間以内に最も陽性になりやすいのに対し，DiHSでは発症2週間以内は陰性で，2か月以降に陽性を示すようになることが示されている[15)]．他の薬疹と異なり急性期DiHSでDLSTが陰性であるのには，急性期DiHSで増加しているregulatory T細胞の影響があることも明らかにされている[9)16)]．原因薬を決定することができれば薬疹である可能性が高いといえるが，前述した伝染性単核球症時にみられるようなウイルスが活性化した状態ではDLSTが偽陽性を示す可能性を考慮すると，疑わしい症例では急性期と回復期の2回のDLSTを行うことがより正確を期すことになるといえる．ウイルス性疾患の確定には，ペア血清によるウイルス抗体価の変動によることは言うまでもない．

高齢者にみる中毒疹

薬剤かウイルスかの鑑別が必要な中毒疹は，比

較的若年層に限定される．それは，ウイルス性発疹症の好発年齢が青年層までに限定されるからである．実際に，近年問題となっている男性の風疹患者でも30〜50歳代であり[17]，いわゆる高齢者は含まれない．高齢者で中毒疹と診断される場合，薬剤の関与は最初に除外すべきであるが，それ以外に悪性リンパ腫などの腫瘍性疾患を否定しておく必要がある（図5）．また，慢性多形痒疹の初期も，非特異的な臨床を呈することが多く高齢者では鑑別に含まれる（図6）．年齢とともに皮膚のバリア機能，皮膚角質水分量は低下するため，ステロイド剤の単独長期外用やステロイド内服が行われた結果として，難治性の"中毒疹"と診断したくなるような蕁麻疹様皮膚炎症状を呈することがある．高齢者では，若年者よりも積極的に生検や内臓精査を行い内科疾患の関与を否定すること，加齢による皮膚機能の変化を念頭に置いた対処が必要とされる．

おわりに

我々は皮疹を鑑別する際に，無意識に皮疹の分布や個疹の性状などを元にして，今までの経験症例のなかから最も近いものを選択し診断をしている．しかし，近年の resident memory T 細胞の概念[18][19]やリコール現象といった概念を鑑みると，新たな皮疹は以前の炎症部位に誘導されやすく，原因に無関係に類似の分布や性状を示す傾向があることになる．薬剤性，ウイルス性の鑑別は皮疹からは難しいと思われるが，リンパ節腫脹，血液検査データ，ウイルス抗体価の変動，DLST 検索などを行い一つ一つを除外していく作業が重要であると考えられる．

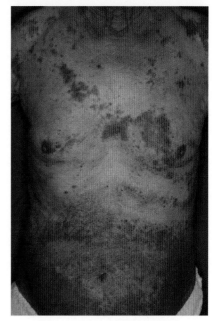

図6. 痒疹（蕁麻疹様皮膚炎）
80歳代，男性．全身の皮膚は乾燥していたが，外用治療があまりなされず，ステロイド内服に抵抗性として紹介された症例．

文　献

1) Belum GR, Belum VR, Arudra AKC, et al：The Jarisch-Herxheimer reaction：Revisited. *Travel Med Infect Dis*, 11(4)：231-237, 2013.
2) Butler T：The Jarisch-Herxheimer reaction after antibiotic treatment of spirochetal infections：A review of recent cases and our understanding of pathogenesis. *Am J Trop Med Hyg*, 96(1)：46-52, 2017.
3) Ito T, Shiromizu T, Ohnisi S, et al：Potential role of extracellular vesicle-mediated antigen presentation in *Helicobacter pylori* hypersensitivity during eradication therapy. *J Allergy Clin Immunol*, 142(2)：672-676, 2018.
4) 小林英資，下田由莉江，大山　学ほか：軟部組織感染症の治療経過中に生じる中毒疹についての検討．日皮会誌，129：1173，2019.
5) 渕上麻衣，鶴田一人：3．各検査領域におけるフローサイトメトリーの活用 1)血液検査．*Medical Technology*, 44(7)：718-724, 2016.
6) 小豆澤宏明：【必読！皮膚疾患に潜む pitfall】ペニシリンで皮疹が誘発された伝染性単核球症．*MB Derma*, 274：15-18, 2018.
7) 水川良子，塩原哲夫：伝染性単核球症．皮膚病診療，20(6)：515-518, 1998.
8) 塩原哲夫：【知っておきたい皮膚病の常識・非常識】薬疹の検査において DLST と内服試験はどこまで信頼できるか？　*MB Derma*, 160：7-12, 2009.
9) 塩原哲夫：【ウイルス性皮膚疾患のトピックス】薬

疹とウイルス update. *MB Derma*, **233**：29-34, 2015.

10) Chuh A, Zawar V, Law M, et al：Gianotti-Crosti syndrome, pityriasis rosea, asymmetrical peri-flexural exanthem, unilateral mediothoracic exanthem, eruptive psudoangiomatosis, and pap-ular-purpuric gloves and socks syndrome：a brief and arguments for diagnostic criteria. *Infect Dis Rep*, **4**(1)：e12, 2012.

11) Pemira SM, Tolan RW Jr：*Mycoplasma pneumo-niae* infection presenting as bullous purpuric gloves and socks syndrome：novel association and review of the literature. *Clin Pediatr* (Phila), **50**(12)：1140-1143, 2011.

12) 瀧澤　一, 宮崎貴子, 大西誉光ほか：成人麻疹 14 例の臨床的検討. 臨皮, **56**：403-406, 2002.

13) 岩田貴子, 臼田俊和, 小寺雅也ほか：成人麻疹 18 例の検討. 臨皮, **57**：454-458, 2003.

14) 渡部梨沙, 大井三重子：2012 年に当院で経験した 風疹 25 例の検討. 臨皮, **68**：555-559, 2014.

15) Kano Y, Hirahara K, Mitsuyama Y, et al：Utility of the lymphocyte transformation test in the diagnosis of drug hypersensitivity：Dependence on the timing and the type of drug eruption. *Allergy*, **62**：1439-1444, 2007.

16) Takahashi R, Kano Y, Yamazaki Y, et al：Defec-tive regulatory T cells in patients with severe drug eruptions：Timing of the dysfunction is associated with the pathological phenotype and outcome. *J Immunol*, **182**：8071-8079, 2009.

17) 神野俊介, 大賀正一：予防接種の実際 麻疹・風 疹・おたふくかぜ. 臨牀と研究, **96**：157-162, 2019.

18) Mackay LK, Rahimpour A, et al：The develop-mental pathway for CD103(+) CD8(+) tissue-resident memory T cells of skin. *Nat Immunol*, **14**：1294-1301, 2013.

19) Park CO, Kupper TS：The emerging role of resident memory T cells in protective immunity and inflammatory disease. *Nat Immunol*, **21**：688-697, 2015.

MB Derma, 296：7-12, 2020.

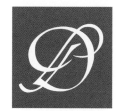

◆特集／"中毒疹"診断のロジックと治療

"中毒疹"診断のロジックその②
—"中毒疹と診断しない"を目指して—

高橋勇人*

Key words：中毒疹(toxicoderma)，好酸球(eosinophil)，問診(medical interview)，紅斑(erythema)

Abstract　中毒疹と診断する場面は実臨床上実に多い．その理由は，一見して診断がつかない発疹に対して利用可能な中毒疹という診断名が便利であるからに他ならない．しかし，中毒疹という診断名を多用している限りは，皮膚科医としての診断能力の向上はあり得ない．一方で，中毒疹という診断名は，胸を張って経過中に診断名を改めていける暫定的な診断名でもある．すなわち中毒疹患者を通じて自身の診断能力を高められるチャンスであるともいえる．中毒疹は主に原因不明に生じている紅斑に対して用いられるが，紅斑は発疹のなかでも基本中の基本であり，あらゆる疾患で観察しうる．したがって，中毒疹の鑑別疾患は極めて多岐にわたり，これらを的確に鑑別していくためには，高度な皮膚科学的な知識が必要である．本稿では，極めて私見ではあるが，中毒疹と診断する際の発疹の特徴，あるいは注意点について，筆者の経験をもとに記載していきたい．

はじめに

中毒疹という言葉は欧米では使用されておらず，メージャーな英文の教科書には記載がない．海外から来日した皮膚科医が，日本でのカンファレンスなどでtoxicodermaという単語を我々が使うと，決まって"What is toxicoderma?"と質問を受ける．つまり，中毒疹という言葉は日本独自の用語であるのだと，駆け出しのころから筆者は認識してきた．にもかかわらず，いまだに中毒疹という言葉を日常診療で使用する理由は，ひとえに便利だから，に他ならない．一見して診断がつかない発疹に対して，検査結果を待って診断確定に至るまでの間の"暫定的な診断名"として使われやすい．逆に，診断をつけるという行為における"怠慢"の象徴と認識され，使用を避ける皮膚科専門医も相当数いると思われる．中毒疹という診断名は多用したくない診断名ではあるが，これを機会に，中毒疹について筆者なりにゼロから考え直し，適切な使用方法≒除外診断方法について記載してみたい．

日本の教科書における中毒疹の記載

最新皮膚科学大系においては，薬疹・中毒疹という巻として取りまとめられており，薬剤アレルギーとの関連性が念頭にあったものと考えられる[1]．その定義について，小嶋理一先生はかつて現代皮膚科学大系のなかで，中毒疹を「体外より体内に入ったなんらかの物質が生体に障害を与え，あるいは生体内で産生された物質の障害作用により皮膚に現れた発疹」と定義されている[2]．この説明は，中毒に抱くイメージが外来物質という言葉と一致しやすいため，理解しやすく，筆者も患者に説明する際には，似たような内容で説明している．しかし，必ずしも体外から入り込んだ物質に起因するかどうかがわからず，むしろ基礎疾患に関連するのではないかと思われる症例も同様

* Hayato TAKAHASHI，〒160-8582 東京都新宿区信濃町35　慶應義塾大学医学部皮膚科学教室，専任講師

の発疹をとる．そのため，中毒疹という単語の定義がまず初めに重要であり，そこが異なると全く議論が噛み合わない．

もし，体外から体内に入り込んだ異物がきっかけで生じる発疹を中毒疹と定義するならば，内因性に生じた発疹に対して中毒疹という診断名を使用することが難しくなる．すなわち，中毒疹という診断を付ける際には，内因性に生じた発疹と外因性に生じた発疹を区別したうえで使用する必要が生じ，初診外来でこれらを区別することは多くの場合不可能である．したがって，中毒疹という診断名を一見しただけで使用することができなくなる．中毒疹という診断名が日本でここまで広く許容されてきた理由は，外因性と内因性に生じた発疹を厳密に区別しなくても暫定的な診断名として使用できたからであるに違いない．そのような観点でもう一度，中毒疹という診断名を考え直してみると，必ずしも体外から入ってきた物質に起因して生じた発疹という定義は，現在の使用法にはマッチしないことがわかる．本稿では，内因性に生じた発疹についても中毒疹に含めて考えていきたい．

中毒疹の発疹学

1．個疹の性状

では，どのような発疹に対して，我々は中毒疹という診断名を使用すべきであろうか．かつて多くの皮膚科医が中毒疹と付けてきた発疹は紅斑だとすれば，多くの皮膚科専門医の賛同を得られるであろう．では逆に紅斑以外の発疹に中毒疹という診断名を付ける場面はあるであろうか？　本稿を読まれている何十年もの長い臨床経験をお持ちの先生方には笑われるかもしれないが，筆者自身は紅斑以外の発疹に中毒疹という診断名を使用した経験はない．紅斑以外の膿疱・水疱・丘疹・小結節・粃糠疹などが個疹として認められるのであれば，中毒疹は使用せずに，積極的に具体的な診断名を付けるべきだと考える．

2．発疹の分布と動き

次に，どのような紅斑に対して中毒疹を使用すべきだろうか？　紅斑が比較的広範囲に，また左右対称性に散在しているケースで使用されることが多い．個疹の大きさは帽針頭大から手掌大のかなり大きなものまでケースによるが，サイズが大きいものほど，何らかの原因が特定できることが多い印象がある．また，分布が限局していたり，形が幾何学的な形状をとっていたりと，何らかの特徴があれば，患者への問診の結果，ごく軽症の接触皮膚炎など，外的要因が推測できることをしばしば経験する．接触皮膚炎などは漿液性丘疹が観察されやすいため，個疹の観察が非常に重要であり，些細な所見であっても，じっと観察し見逃さないようにすることが大事である．分布の時間経過による変化も重要である．多くの中毒疹では，時間経過とともに，分布が日単位で変化し，比較的早い動きをとることが多い．一方，日単位で動きのない紅斑を観察した場合には，菌状息肉症など皮膚 T 細胞リンパ腫なども鑑別に入れていくべきであろう．

3．発疹の色調や浸潤

紅斑の種類としては，浮腫性紅斑，浸潤を触れる紅斑，あるいは浸潤を触れない紅斑，いずれもあり得る（図 1）．色調においても，時間経過とともに変化するものではあるが，非常に赤みの強いケースや，よく観察しないとわからない程度の軽微な色調のケースまで様々である．ただし，紅斑の形に関しては注意が必要である．例えば，特徴的なレース状の淡紅斑を上肢に認めれば，先行する両頬部の紅斑や関節痛の有無などを確認しつつ，伝染性紅斑を疑って診療を進めるであろう．ここでは決して中毒疹とすることなく，ある特定の診断名を付けてフォローアップしていくはずである．

中毒疹診断の際に注意すべき発疹以外の臨床情報

1．身体所見など

皮疹の性状や発疹の時間的経過以外の情報とし

て，例えば，発熱の有無や粘膜疹の有無，表在リンパ節腫脹の有無など，いくつかの情報と組み合わせることによって，特定の疾患を疑うことができる．リンパ節の腫脹や発熱があれば，感染症を考えるべきであろう．例えば，発熱が二峰性に生じている場合で，二峰目に一致した発疹の出現をみれば麻疹を考えていくべきであり，特定のウイルス感染症には，それぞれ特徴的な臨床経過が存在する．そのため，中毒疹の診断を付ける際には特定の感染症を考慮する必要があるため，各感染症の特徴を熟知している必要がある．

2．問　診

　中毒疹の診断を付けるためには，問診は重要である．特に薬疹を引き起こし得るサプリメントなどを含めた薬剤使用歴は重要な項目であり，常に薬疹は中毒疹の鑑別に入ってくる．また海外渡航歴やハイキング・登山なども蚊やダニが媒介する感染症の鑑別には重要である．

3．臨床検査結果

　中毒疹の診断をした症例のうち，他の原因を除外していくうえで役に立つ検査結果として好酸球数がある．原因不明に紅斑が継続する症例で好酸球数が上昇している症例をときどき経験する．その際，好酸球数の推移を追える症例においては，過去に遡って，いつから好酸球数が上昇しているかを確認していくことができる．好酸球数が上昇を開始したタイミング，あるいはその少し前のタイミングにおいて記録に残っているイベントが好酸球数の上昇と関連している可能性がある．好酸球数の上昇と出現している紅斑の関連性については，臨床的には推測の域を出ない．しかし，皮膚生検検体中に浸潤する好酸球が確認できれば，ある程度の根拠を持って好酸球と紅斑の関連を証明することができる．そのうえで，好酸球上昇と関連したイベントに着目し，紅斑の原因を探ることができるだろう．そのような場合の多くで，新規薬剤の開始と関連することがあり，該当する薬剤を中止することで紅斑の改善が期待できる．好酸球はTARCと異なり，別の理由でルーチンに測定

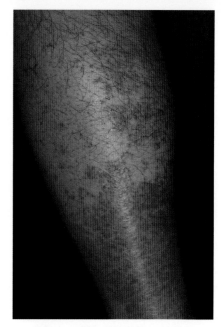

図 1．下腿の浸潤を触れる紅斑
一部は毛孔一致性に分布している．
数週で自然軽快．

していることが多く，振り返って検査結果を追う際には，有益なことが多い．またIgEとも異なり，患者の状態をタイムリーに反映し，検査値が比較的変化しやすい検査項目であるという利点がある．

中毒疹の診断を付けた患者の
実際のマネージメント

1．発疹の経過観察

　中毒疹の診断が付いたということは，初診時に特定の疾患を強く疑うことが難しく，比較的臨床的な特徴の乏しい発疹と臨床経過だったと思われる．そのような発疹の場合，1〜2週間後の経過を追って発疹が消失するかどうかを観察していくことがまずは大事と思われる．特徴のない，何らかのウイルス感染症などによる発疹の場合（すなわち，これは原因を特定できていないことを意味する），多くは数週間の経過のうちに自然軽快することが多く，問題にならない経過をたどる．この際，ステロイドの外用剤や瘙痒があれば抗アレルギー剤などを使用するとよいが，内服ステロイドは発疹の自然経過を観察することを難しくするため，使用を避けるべきである．

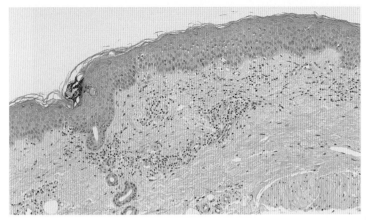

図 2.
図 1 の病理
真皮浅層の血管周囲のリンパ球浸潤.
好酸球の浸潤も少数ながら認める. 表
皮基底層に軽度の液状変性を認める.
海綿状態なし. いわゆる湿疹・皮膚炎
群の変化とは異なる.

一方, 紅斑以外の発疹を途中から示すこともある. 例えば, 発疹が典型的な浮腫性紅斑をとるようになり, さらに水疱が続発してくるようであれば, 水疱性類天疱瘡などの自己免疫性水疱症などが鑑別に挙がってくる. 初診時の発疹は実は全体の経過としてはごく早期の発疹をみているに過ぎない可能性もある. したがって, 発疹の性状が経過中変化するかどうかをきちんと観察していくことは重要であり, また経過中, 発疹が変化した場合には, 患者に早めに受診をするように促すことも必要である.

2. 皮膚生検

自然消退しない経過の場合, 皮膚生検を行い, 組織学的な情報を得ていくことは有益である(図2). 血管周囲性のリンパ球浸潤とわずかな液状変性といったありふれた病理変化とは異なり, 角層の好中球浸潤を伴うような乾癬様変化や湿疹性変化, 菌状息肉症でみられるポートリエ微小膿瘍など, 臨床的に気づかなかった点に, 生検をして改めて気づくこともある. また当初, 何の特徴もないリンパ球浸潤程度の所見しかない場合であっても, 発疹の性状が変化した場合や, 発疹が消退せず長期間にわたって出現を繰り返す場合には, 時間をあけて再度生検を行うべきであり, 組織学的にも変化を, あるいは変化がないことを確認していくことも考慮する.

3. 薬剤アレルギーとの鑑別

薬剤を服用している患者は非常に多く, 服用中の薬剤が原因で紅斑が出現しているか否かを判断していくことは, 中毒疹の鑑別上, 最も重要な作業の 1 つである. 新規薬剤を開始して数週以内に生じた紅斑の場合は薬剤性を積極的に疑い, 中止可能な薬剤であれば, 一度中止してみるのがよい. 中止しにくい薬剤の場合は, 発疹が軽微であれば, 服薬しながら慎重に経過を観察することも可能である. 服薬しながらも紅斑が消失するのであれば, 薬剤性は否定的と考えてよい. しかし, 持続する紅斑の場合は, 服薬中の薬剤が原因である可能性を考え, 中止あるいは他系統の薬剤への変更を考慮し, 処方医への連絡が必要である. 変更すべき薬剤は, 最近開始された薬剤から順に検討するとよい. あるいは薬剤リンパ球刺激試験の結果も参考にする. また, 前述したように好酸球数の増加を伴うケースでは, 増加のタイミングの前に開始した薬剤の中止・変更を優先的に検討したい. 最終的には, 薬剤中止後に発疹の軽快を観察して初めて薬剤性であったのだろう, という推測がつく. 確定診断には内服誘発テストが必要であるが, 通常は患者にメリットがない限り, 必ずしも行う必要はない. 確定診断には至らないものの, このような作業を行うことにより, 患者は原因不明と思われた発疹から解放される.

4. 内臓悪性腫瘍の検索

出現と消退を長期間繰り返す紅斑であって, 丘疹, 痂皮形成, 粃糠疹などの他の所見がなく, また皮膚生検をしても特別な所見はなく, 薬剤の整理をしても改善をみないケースはあり, その場合はやはり中毒疹という診断名でフォローせざるを得ない. 何らかの原因があるに違いないが, 簡単にわからないケースは多い. そのような場合には

内臓悪性腫瘍の一通りの検索を検討してもよい.

5. アレルゲンの検索

前項までの内容は比較的どの症例においても当てはまる内容であるが,アレルゲンの検索となると症例ごとの検討が必要である.例えば,普段使用しているベッドの素材に対するアレルギーで紅斑が出現し続けていたケースであったり,ニッケルアレルギーがあってニッケルを多く含む食品をよく食べていたために紅斑が生じていたケースなどが自施設で経験があるが,個々の症例での検討項目は多岐にわたる.特に生検の結果,病理学的に湿疹型反応の所見がみつかれば,むしろ中毒疹という診断よりも,原因の除去が可能な接触皮膚炎の可能性を積極的に考え,身の回りの物品,植物を念頭に,as is,金属シリーズ,ジャパニーズスタンダードなどのパッチテストを検討してもよい.

6. 治 療

中毒疹の診断名のもと,あらゆる検査を行っても原因がはっきりしない場合であっても,何らかの治療は必要である.瘙痒があれば,抗ヒスタミン剤の内服,紅斑に対してはステロイドの外用を行う.光線療法は紅斑や瘙痒に対しては効果的であるケースもある.光線過敏の素因がないことを確認したうえで,開始してもよい.ステロイドの内服が必要なほどに,全身症状が悪化していたり,紅斑の範囲,程度がひどい場合は中毒疹の診断を改め,発疹の本態を明らかにしたうえで,ステロイドを投与するべきである.中毒疹という曖昧な診断名のままステロイドの全身投与は行うべきではない.

鑑別診断

これらがすべてではないが,代表的な鑑別すべき疾患について挙げた.

1. 病原体による発疹症

麻疹,風疹など古典的な急性ウイルス性発疹症のほかに,デング熱,ツツガムシ病,日本紅斑熱なども鑑別に入る.後者においては,海外渡航歴

表 1. 中毒疹との鑑別を要する感染症

- 麻疹
- 風疹
- 突発性発疹
- 伝染性紅斑
- 伝染性単核球症
- 梅毒
- デング熱
- トキシックショック症候群
- 猩紅熱
- ツツガムシ病
- 日本紅斑熱
- ライム病
- ロッキー山紅斑熱

や野山に入った経緯,刺し傷の有無などヒントとなる所見があれば,積極的に疑い検査を進めるべきと考える.比較的少ないが,日常診療で出会う可能性のある重要な感染症として,梅毒のばら疹がある.これも一過性に生じる経過であり,見逃しがちである.比較的小型の紅斑が体幹中心に多発している場合には,よく問診をとり必要な検査を追加すべきと考える.

そもそも病原体は外界から体内に侵入してきた異物であり,これに対する免疫応答が発疹として皮膚に出ている状態はすなわち中毒疹の定義そのものである.中毒疹と鑑別を要する感染症の代表的疾患を表1に記載したが,詳細は他稿をご参照されたい.

2. 皮膚T細胞リンパ腫

悪性リンパ腫のなかで,紅斑として出現しやすい病型はT細胞リンパ腫である.なかでも,菌状息肉症の初期は紅斑として出現する.発疹の動きは鈍く,個疹は除々に拡大はするものの1か所にとどまるため,暫定的に中毒疹と診断を付けたとしても,その経過を観察していくことで,皮膚生検の追加と診断名の変更の必要性に気づくことができる.特に細かな鱗屑を観察しうる移動のない紅斑の場合は,中毒疹と付けることなく早期から積極的に皮膚生検を検討すべきであろう.セザリー症候群の場合,紅皮症の臨床をとるため,多くの場合,中毒疹の診断を必要とせずに検査を進めることができる.

3. アトピー性皮膚炎や乾癬などの紅皮症化

アトピー性皮膚炎や乾癬は紅皮症の原因疾患で

ある.紅皮症となった患者を診察した場合は,教科書的に知られている基礎疾患を念頭に精査を進めるべきである.各疾患は初期に紅皮症として出現することは稀であり,以前に既に何らかの発疹を経験している,あるいは診断を受けていることが大半であるため,既往歴の聴取や,先行する皮膚疾患の残存する発疹の観察が重要と考える.本誌編集部の方針により紅皮症について触れるように指示があり,ここに鑑別疾患として記載をしているが,筆者自身は紅皮症を中毒疹としてとらえて,診療をしたことはない.中毒疹に対する認識がいかに多様であるかを示唆するよい例と思われる.

4. 薬剤性過敏症症候群(DIHS)

DIHS において,ステロイド内服による治療により症状が一旦落ち着き,ステロイド内服を中止した状態であっても,長期間経過観察をしていると原因不明に紅斑が出現することがある.肝機能障害なども伴わずに,発疹の出現のみのことが多く,時間とともに消失していく.いわゆる中毒疹の典型的な経過をとるが,それが繰り返される場合には,過去の薬剤アレルギー歴の有無をきちんと聴取すべきである.

おわりに

本稿では,"中毒疹"というたとえ皮膚科医同士であっても定義が非常に曖昧な概念的な診断名に対して,筆者の経験から記載をしてみた.この原稿執筆を通じて,改めて中毒疹と診断することの責任の重さを実感した.すなわち,中毒疹と診断する限りには,その経過を追って発疹の変化を観察することが必要であり,それを怠った場合には,予期せぬ重大疾患を見逃す可能性がある.自分への戒めとして"中毒疹"の診断名を利用し,"わからない"という出発点から"原因解明"というゴールへ目指して突き進んでいく必要がある.中毒疹は皮膚科医の診断能力を高めるチャンスである.

文 献

1) 玉置邦彦(編):最新皮膚科学大系第5巻 薬疹・中毒疹,中山書店,2004.
2) 片山一朗:第27回日本臨床皮膚科医会① シンポジウム 1-1 中毒疹・紅斑の考え方と治療の進め方,マルホ皮膚科セミナー,2011.

MB Derma, 296：13-18, 2020.

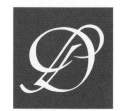

◆特集／"中毒疹"診断のロジックと治療

細菌感染症に伴う中毒疹

山﨑　修*

Key words：レンサ球菌(streptococcus)，黄色ブドウ球菌(*Staphylococcus aureus*)，猩紅熱(scarlet fever)，トキシックショック様症候群(toxic shock-like syndrome)，トキシックショック症候群(toxic shock syndrome)，毒素(toxin)

Abstract　細菌感染症に伴う中毒疹は曖昧な概念であるが，レンサ球菌や黄色ブドウ球菌による毒素性疾患では中毒疹様皮疹を呈する場合もある．レンサ球菌による毒素性疾患は猩紅熱，リウマチ熱，トキシックショック様症候群，黄色ブドウ球菌による毒素性疾患であるトキシックショック症候群(TSS)，probable TSS，ブドウ球菌性猩紅熱，neonatal TSS-like exanthematous disease(NTED)について概説する．いずれも猩紅熱様，日焼け様の皮疹を呈し，非典型例では診断が難しいが，疾患概念をとらえておくことは大切である．

はじめに

　細菌感染症に伴う中毒疹は非常に曖昧な概念であるが，実臨床では全身感染症に伴った中毒疹様皮疹にたびたび遭遇する．その場合，薬疹との鑑別が困難で，細菌感染症に伴う中毒疹を証明することは難しい．薬剤検査もすぐには施行できず，しばしば原因不明となる．しかしながら，レンサ球菌や黄色ブドウ球菌による毒素関連疾患は確立されており，中毒疹様皮疹を呈する場合もある．レンサ球菌や黄色ブドウ球菌による毒素関連疾患を概説し，細菌感染症に伴う中毒疹の診断に迫る一助としたい．

レンサ球菌による毒素性疾患

1．猩紅熱(scarlet fever)

　A群レンサ球菌 *Streptococcus*(*S.*) *pyogenes* の感染症であり，発赤毒(erythrogenic toxin)の中毒反応といわれている．幼児から学童に好発す

る．以前は法定伝染病とされていたが，1999年の感染症新法により届け出の必要はなくなった．発熱，咽頭痛，倦怠感とともに，点状～粟粒大の紅色丘疹が間擦部から全身へ拡大し，癒合するとびまん性紅斑となる．触ると紙やすり状にざらざら感がある．頬部の潮紅と口囲蒼白，イチゴ状舌がみられる．1週間後から消退し始め，粃糠様落屑を伴う落屑期に入る．急性熱性皮膚粘膜リンパ節症候群(川崎病)との鑑別が難しい場合があるが，川崎病では眼結膜の充血や口唇の発赤がみられることなどが鑑別点となる．このような猩紅熱様発疹(scarlatiniform eruption)を伴う疾患はトキシックショック様症候群(toxic shock-like syndrome；TSLS)，トキシックショック症候群(toxic shock syndrome；TSS)，ウイルス，リケッチアなどの感染症，川崎病などがある．

2．リウマチ熱(rheumatic fever)

　S. pyogenes に感染(猩紅熱や扁桃炎・咽頭炎)後，2～3週間の潜伏期間を経て生じる全身性の非化膿性疾患の1つである．小児期に好発する．先進諸国では抗菌薬の普及により急速に減少したが，発展途上国においては依然として高率に発生

* Osamu YAMASAKI，〒700-8558 岡山市北区鹿田町2-5-1　岡山大学大学院医歯薬学総合研究科皮膚科学分野，准教授

している[1]．大症状として心内外膜，心筋のすべての層が炎症を起こす．関節炎は移動性・多発性で疼痛，発赤，腫脹，圧痛を生じる．また小舞踏病(四肢，体幹，顔筋に起こる不随意運動)を合併する．皮膚には無痛性の皮下小結節，体幹・四肢近位に移動性の輪状紅斑がみられる．

3．トキシックショック様症候群(toxic shock-like syndrome；TSLS)

S. pyogenes による上気道感染，創傷感染に続発し，敗血症，壊死性筋膜炎・筋炎を併発し，急激にショック症状・多臓器不全などを伴う．黄色ブドウ球菌による toxic shock syndrome(TSS)と同様にショックを伴い多臓器不全に陥ることより，toxic shock-like syndrome(TSLS)，streptococcal toxic shock syndrome と呼ばれる[2]．発症機序は不明であるが，菌体表層成分である M 蛋白と *S. pyogenes* の外毒素(streptococcal pyrogenic exotoxin A，B，C など)によるとされている[3]．A 群レンサ球菌が血液中では表層蛋白である M 蛋白を放出し，フィブリノゲンと複合体を作る．その複合体は好中球の表面に結合し，好中球を活性化し，血管内皮細胞にダメージを与える．その結果，血管透過性亢進，過凝固が起き血圧低下，DIC，臓器不全という TSLS 特有の症状を引き起こす．TSLS は高率に壊死性筋膜炎を伴うため，壊死性筋膜炎に伴う種々の症状(血圧低下，DIC，肝障害など)があり，*S. pyogenes* が検出されれば，TSLS の診断基準を満たすことになる[2]．TSLS は壊死性筋膜炎を伴わない全身の発疹と落屑だけの例もある．また A 群以外の B 群や C 群，G 群レンサ球菌による TSLS の報告も散見される．TSLS は高度な敗血症をきたすため確定診断は容易であるが，病態は急速に悪化するため，診断基準に拘束されることなく早期の診断が必要である．標準的な治療は，TSS と同様に全身の対症療法と抗菌薬の投与が原則である．抗菌薬の選択は，レンサ球菌に対してはクリンダマイシンとペニシリンの併用を推奨している．

黄色ブドウ球菌による毒素性疾患

黄色ブドウ球菌は外毒素として表皮剝脱毒素(exfoliative toxin；ET)，トキシックショック症候群毒素-1(toxic shock syndrome toxin-1；TSST-1)，エンテロトキシン(staphylococcal enterotoxin；SE)，Panton-Valentine 型ロイコシジン(Panton-Valentine leucocidin；PVL)などの病原因子を産生し，水疱性膿痂疹，ブドウ球菌性熱傷様皮膚症候群(SSSS)，TSS，neonatal TSS-like exanthematous disease(NTED)，せつ・せつ腫症などの皮膚疾患とそれぞれ深く関連している．

1．トキシックショック症候群(toxic shock syndrome；TSS)

TSS は黄色ブドウ球菌の産生する TSST-1 や SEB，SEC によって起こる疾患である．発熱，低血圧，発疹の主症状のほかに多彩な症状を呈する．1978 年，小児科医 Todd らにより小児例が最初に記載された．1980 年代になり高吸収性タンポンを使用している月経期の女性に好発することが報告され[4]，この疾患の増加がピークとなり社会問題となった．その後，タンポンの製品回収と吸収性の高いタンポンの製造禁止により menstrual TSS は激減し，現在では膿瘍，骨髄炎，術後感染症，熱傷潰瘍などにより発症する nonmenstrual TSS が多く報告されている．

TSS は 1980〜1996 年代には年間 6〜12 人/10 万人の頻度で報告されていた．2011 年の review では年間 2.1 人/10 万人と記載されている[5]．Menstrual TSS では 93%が TSST-1 産生株で，nonmenstrual TSS では TSST-1 産生株 48%，SEB 産生株 26%，SEC 産生株 7%，TSST-1＋SEC 産生株 19%であった．イギリスの TSS 180 例の症例集積では，107 例(59.4%)が nonmenstrual TSS で，増加傾向にあった．Nonmenstrual TSS は menstrual TSS より若く，ほとんどが熱傷後の症例であった[6]．石川らによる本邦 83 例の集計[7]によれば，男性 35 例，女性 48 例でやや女性に多く，誘因別では術後 19.3%，分娩・産褥期 16.9%，熱傷

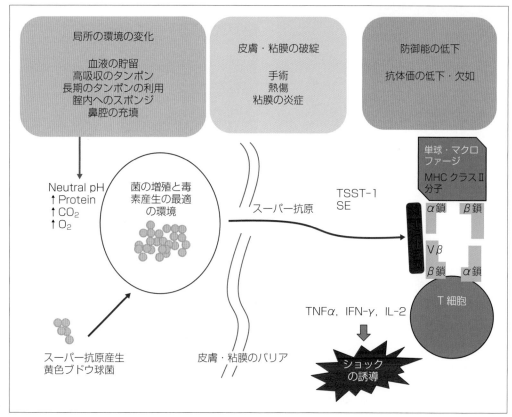

図 1. TSS の病態メカニズム(文献 4 より引用，改変)

8.4%，タンポン使用 7.2%であり，ほとんどが
nonmenstrual TSS であった．TSST-1 産生株の
保菌が減ったことから，menstrual TSS は激減し
ていると推測されている[8]．

　まず，スーパー抗原として作用する毒素
TSST-1 や SE は黄色ブドウ球菌の5%程度しか遺
伝子をもっていない．しかも常に毒素を産生する
わけではない．生理や高吸収タンポン，長期のタ
ンポン使用，腟内・鼻腔へのスポンジなどの宿主
の局所環境の変化による毒素を増殖しやすい環境
が前提となり，スーパー抗原が産生される．さら
に手術，熱傷，粘膜炎症などの局所のバリアの破
綻，抗体の低下・欠如などが条件となる．スー
パー抗原は MHC クラス II 分子の外側に結合し，
さらに TCR(T cell receptor)認識部位の Vβ 領域
に結合することで，特定の Vβ を表出する T 細胞
すべてを活性させる作用をもつ．T 細胞が活性化
されることにより TNFα，IFNγ，IL-2 などのサ
イトカインを大量に産生しショックを誘導する

(図1)[4]．

　多くの症例は咽頭痛，頭痛，筋肉痛で始まる．
その後，全身に日焼け様紅斑や猩紅熱様発疹(図
2～4)が出現する．一般に痒みはない．ときに顔
面，四肢の浮腫を認める．1～2 週間後に全身の粃
糠様落屑から手掌足底を中心に顕著で膜様の落屑
をきたす(図3-c)．2～3 週間後に脱毛や爪甲の脱
落がみられることがある．粘膜疹として結膜の充
血，咽頭発赤，苺状舌を認める．水様性下痢，嘔
吐などの消化器症状，めまい，意識混濁，錯乱，
幻覚などの神経症状，乏尿，膿尿，血尿などの腎
障害がみられる．

　米国の Center for Disease Control(CDC)によ
り 1980 年に診断基準が定められている．発熱，低
血圧，少なくとも 3 つの臓器不全(機能異常)，猩
紅熱様紅斑と落屑を必須項目としている．確定診
断は，腟や子宮頸部，タンポン，感染病巣から黄
色ブドウ球菌を分離し，TSST-1 や SE 産生株で
あることを確かめ，フローサイトメトリーでその

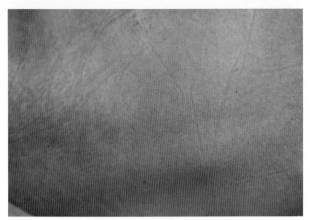

図 2. TSS の日焼け様の紅斑
（岡山赤十字病院皮膚科 長尾 洋 先生原図）

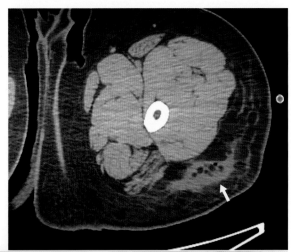

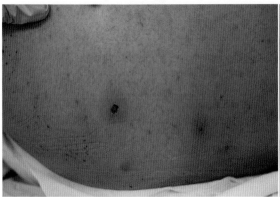

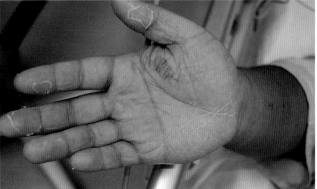

図 3. TSS（19 歳，男性．岡山大学病院症例）

a：左臀部の皮下膿瘍（CT で MRSA 検出）
b：体幹の淡いびまん性紅斑．掻破による小びらん
c：軽快時の手掌の落屑

a	
b	c

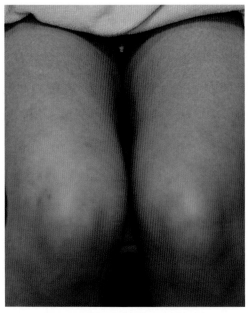

図 4. 産褥 TSS（文献 9 症例より）
淡いびまん性紅斑と下肢の浮腫

毒素特異的な T 細胞の Vβ エレメントの増幅と活性化を確認することである（図 5）[9]．

　全身管理によりショックおよび全身症状に対する対症的治療および適切な抗菌療法が必要である．タンポンの除去や感染巣を同定し，開放，洗浄，ドレナージが必須である．対症治療として大量補液と昇圧剤や腎不全，急性呼吸窮迫症候群（ARDS）など合併症状に対する治療を行う．TSS と TSLS との鑑別がつかない場合もあり，黄色ブドウ球菌とレンサ球菌の両者をカバーできる抗菌薬で，βラクタマーゼ阻害剤配合ペニシリンとしてスルバクタム・アンピシリンとクリンダマイシンの併用が推奨されている．クリンダマイシンは病初期に毒素産生を減少させる報告がある．またリネゾリドやチゲサイクリンがメチシリン毒素産

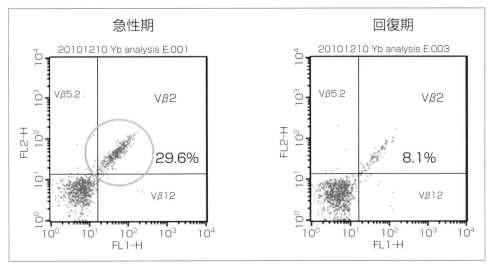

急性期　　　　　　　　　　　回復期

20101210 Yb analysis E.001　　　　20101210 Yb analysis E.003

図 5. フローサイトメトリーによる Vβ2 陽性 T 細胞の増幅

生を抑制するという報告がある．MRSA が疑われる場合は抗 MRSA 薬を追加投与する．重症例の病初期には免疫グロブリン製剤の静注が施行されているが，TSS に対する有効性のエビデンスは乏しい．

TSS は稀な疾患であるのであまり知られてはいないが，menstrual TSS では約 1/3 の症例が再発を起こし，nonmenstrual TSS でも報告されている．毒素産生黄色ブドウ球菌の定着が続くことと患者抗体価が上がらないことが条件になる．予防策としては定着菌の除菌に努めることである．

2．不全型や軽症型の TSS

a）Probable TSS

1981 年に Tofte らが TSS の診断基準を満たさない産褥期の症例を probable TSS という概念で報告し，その診断基準を示した[10][11]．TSS の不全型，軽症型と考えられる．スーパー抗原によって産生されるサイトカインの量，個体間の反応性の差異によるものと考えられている．

b）ブドウ球菌性猩紅熱(staphylococcal scarlet fever)

TSST-1，SE が原因で発赤，潮紅を示すが，全身症状は比較的軽微で，咽頭炎は欠くことがほとんどである．TSS の不全型と考える．例えば，このような毒素を持つ黄色ブドウ球菌の敗血症患者が中毒疹様皮疹を呈した場合，ショックを起こさなくても，この病態が鑑別になる．

3．NTED(neonatal TSS-like exanthematous disease)

1994 年，高橋らによって原因不明の早期新生児期の発疹症として報告された[12]．新生児早期の発症で発熱，発疹，血小板減少を特徴とする．その後，黄色ブドウ球菌のコロナイゼーションにより産生された TSST-1 によることが明らかにされ，新生児の TSS として NTED の疾患名で報告された[13]．その診断基準と典型的な臨床経過を示す(図 6)．皮疹の特徴は，① 全身(掌蹠を含む)，② 粟粒大の丘疹状紅斑，③ 融合傾向あり，④ 数日で消退，⑤ 膜様落屑なしである．NTED の病態は軽症で自然軽快するところが TSS とは大きく異なる．成熟児は無治療で自然軽快するが，未熟児は重症化する場合がある．TSS と比較し軽症である理由は，NTED 患児の末梢血リンパ球を TSST-1 で再刺激しても反応を示さない anergy の状態になっていること，NTED 患児の急性期の血清において，抑制性サイトカインである IL-10 の選択的高値がみられることから[14]，新生児は能動的に免疫寛容誘導を行っている可能性がある．また患児の TSST-1 に反応し増幅した Vβ2 陽性 T 細胞が発症約 1 週間で急速に減少，消失してしまうことが挙げられている[15]．この特異的 deletion は成人にはみられない．

本邦での報告が多いが，海外の報告も散見される．Kikuchi らによる NTED 患児由来の MRSA

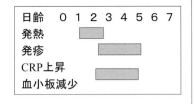

図 6.
新生児 TSS 様発疹症(NTED)の
臨床診断基準と典型的経過

の分子疫学的解析によりほぼ1つのクローン由来であることが確認され，本邦で流行していた院内感染型 MRSA が NTED の原因と考えられている[16].

おわりに

中毒疹様皮疹から毒素関連疾患を疑ったとしても，実際には細菌の毒素の検索やT細胞の活性化を調べることは通常の検査では難しく，証明は難しい．しかし原因不明の中毒疹と終わらせずに，このような病態の中毒疹を疑うことが大切である．

文 献

1) Kerdemelidis M, Lennon DR, Arroll B, et al：The primary prevention of rheumatic fever. *J Paediatr Child Health*, **46**：534-548, 2010.

2) The working group on severe streptococcal infections：Defining the group A streptococcal toxic shock like syndrome. *JAMA*, **269**：390-391, 1993.

3) Tan LK, Eccersley LR, Sriskandan S：Current views of haemolytic streptococcal pathogenesis. *Curr Opin Infect Dis*, **27**：155-164, 2014.

4) DeVries A：Toxic shock syndrome. Staphylococci in human disease, 2nd ed(Crossley KB, et al eds), Wiley-Blackwell, pp. 470-483, 2009.

5) Silversides JA, Lippin E, Ferguson AJ：Staphylococcal toxic shock syndrome：Mechanisms and management. *Curr Infect Dis Rep*, **12**：392-400, 2011.

6) Sharma H, Smith D, Turner CE, et al：Clinical and molecular epidemiology of staphylococcal toxic shock syndrome in the United Kingdom. *Emerg Infect Dis*, **24**：258-266, 2018.

7) 石川博康，小川俊一，宮本貴庸ほか：毒素性ショック症候群(toxic shock syndrome)—典型的皮膚粘膜症状を呈した1例および本邦報告83例の統計的検討. 臨皮, **54**：385-391, 2000.

8) Berger S, Kunerl A, Wasmuth S, et al：Menstrual toxic shock syndrome：case report and systematic review of the literature. *Lancet Infect Dis*, **19**：e313-e321, 2019.

9) Manabe K, Yamasaki O, Noda K, et al：Cytokine profile and T cell receptor analysis in a case of postpartum toxic shock syndrome. *J Dermatol*, **44**：95-96, 2017.

10) Tofte RW, Williams DN：Toxic shock syndrome. Evidence of a broad clinical spectrum. *JAMA*, **246**：2163-2167, 1981.

11) 新田悠紀子, 村上美穂, 野口昌良：悪露より MRSA が検出された Probable Toxic Shock Syndrome の4例. 日皮会誌, **107**：961-966, 1997.

12) Takahashi N：Neonatal toxic shock syndrome-like exanthematous disease(NTED). *Pediatr Int*, **45**：233-237, 2003.

13) Takahashi N, Nishida H, Kato H, et al：Exanthematous disease induced by toxic shock syndrome toxin 1 in the early neonatal period. *Lancet*, **351**(9116)：1614-1619, 1998.

14) Takahashi N, Hasegawa H, Komiyama M, et al：Selective excretion of anti-inflammatory cytokine Interleukin-10 in a superantigen-inducing neonatal infectious disease. *Cytokine*, **45**：39-43, 2009.

15) Takahashi N, Kato H, Imanishi K, et al：Immunopathophysiological aspects of an emerging neonatal infectious disease induced by a bacterial superantigen. *J Clin Invest*, **106**：1409-1415, 2000.

16) Kikuchi K, Takahashi N, Piao C, et al：Molecular epidemiology of methicillin-resistant *Staphylococcus aureus* strains causing neonatal toxic shock syndrome-like exanthematous disease in neonatal and perinatal wards. *J Clin Microbiol*, **41**：3001-3006, 2003.

MB Derma, 296：19-24, 2020.

◆特集／"中毒疹"診断のロジックと治療

ウイルス感染症に伴う中毒疹

松井彩乃*　　関根万里**

Key words：伝染性紅斑(erythema infectiosum)，ヒトパルボウイルス B19(human parvovirus B19)，麻疹(measles)，風疹(rubella)，

Abstract　ウイルス感染によって全身に皮疹を生じる中毒疹には麻疹，風疹，伝染性紅斑，デング熱など様々なウイルスの感染が含まれるが，ここでは伝染性紅斑を中心に麻疹，風疹を取り上げる．

　伝染性紅斑は，子どもでは"リンゴ病"の名のとおり頬の平手打ち様紅斑が特徴的であるが，大人では四肢や体幹の淡い紅斑と発熱や関節痛，全身倦怠感などの全身症状がみられる．妊婦の罹患で胎児水腫が起こり流産や死産の原因となりうる．また膠原病などとの関連もいわれる．麻疹は，予防接種未接種など免疫がなく罹患した場合には重篤になることがある．風疹は，妊娠早期に罹患すると児に先天性風疹症候群の発症の可能性がある．麻疹，風疹では以前のような熱型や典型的な発疹は少なくなり，予防接種歴ありや再感染例では，他のウイルス性中毒疹との鑑別が困難な場合も多い．

　重篤な合併症のある疾患の流行を食い止めるためにも早期の診断が重要である．

ウイルス感染症に伴う中毒疹

　中毒疹といわれるものにはウイルス性など感染症によるもの，薬剤性のもの，ある種の薬剤がウイルスの増殖を惹起して起こるものなどが含まれる．

　皮疹を生じるウイルスは多岐にわたり，表皮細胞でウイルスが直接増殖する，尋常性疣贅，伝染性軟属腫などもあるが，多くはウイルスによる中毒疹あるいはウイルス性発疹症と呼ばれるような，全身に皮疹を生じるものである．これらの皮疹の多くは紅斑丘疹型あるいは滲出性紅斑型で，そのなかには麻疹，風疹，伝染性紅斑，デング熱など様々なウイルス感染が含まれる．麻疹，風疹では以前のような典型的な発疹はむしろ少なくなり，予防接種を受けていたり再感染した症例では，他のウイルス性発疹症との鑑別が困難な場合

も多い．

　この稿では伝染性紅斑を中心に，麻疹，風疹を取り上げ，その疾患の特徴と皮疹について述べていく．

伝染性紅斑

1．原因ウイルス

　ヒトパルボウイルス B19(エリスロウイルス B19；以下，B19)は 1975 年に B 型肝炎ウイルスのスクリーニング中に偶発的に発見されたウイルスで，エンベロープのない 18〜25 nm の小型のDNA ウイルスである[1]．

　B19 が感染する際には赤血球膜表面の p 式血液型を構成する p 抗原が必要で，この p 抗原は赤芽球系細胞，巨核球，血管内皮細胞，胎盤，胎児の肝細胞，胎児心筋細胞などに存在する[2]．

　通常，感染経路は経鼻，咽頭などを介してであるが，その他に輸血による感染の報告もある[3]．B19 は加熱やフィルターなどによる不活化，除去が容易ではなく，免疫グロブリン製剤などの血漿

*　Ayano MATSUI，〒145-0065 東京都大田区東雪谷 4-5-10　公益財団法人東京都保健医療公社荏原病院皮膚科

**　Mari SEKINE，同，部長

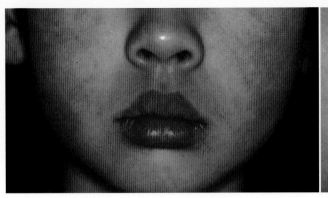

a．頬部の平手打ち様紅斑

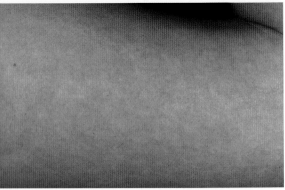

b．レース状紅斑（上腕伸側）

図 1. 伝染性紅斑（11 歳，女児）

分画製剤中でも B19 が検出される場合があり，本剤の投与による感染の可能性が指摘されている．したがって，妊婦，溶血性貧血患者，免疫不全患者への使用は注意が必要である[3]．後述するが，胎児水腫や造血障害のような合併症，あるいは膠原病，血管炎，急性糸球体腎炎などの様々な関連も報告されている．

2．臨床像

1985 年に Anderson らが行った感染実験によると[4]，鼻腔に接種された約 1 週間後にウイルス血症が起こり，咽頭痛，頭痛，発熱などの感冒様症状が現れる．この時期にウイルスは気道から排泄され，やがて特異抗体が産生される．ウイルス接種後 17〜18 日目に紅斑や関節痛などの症状が出現する[2]．

小児では顔面に蝶形や平手打ち様の紅斑が出現し，やがて上腕伸側，前腕に斑状紅斑が生じ，体幹，大腿へ拡大・融合しレース状を呈する（図 1）．皮疹は 1 週間程度で消退する．

一方，成人では両頬部の紅斑は少なく，体幹・四肢のレース状紅斑，あるいは麻疹様の紅斑（図2）を呈することが多い．全身症状は小児では一般的に軽く微熱程度であるが，成人では 38℃ 以上の高熱を伴い，また全身倦怠感，多関節痛，手足の腫脹（特に両下腿，足背，前腕，手背）などがみられることがある[5]（図 3）．

また，本症の紅斑は 1〜2 週間で自然消退するが，その後 1 か月ほどは入浴時や，もしくは誘因がなくても再燃することがある．

3．合併症

a）胎児水腫

本疾患が妊婦に感染すると約 10％の割合で胎児に垂直感染をきたし[6]，500 人に 1 人弱の割合で胎児水腫が発生するおそれがあると試算されている[7]．赤芽球系前駆細胞が破壊されることにより胎児は急激に重度の貧血となり，低酸素血症，うっ血性心不全，胎児水腫になると考えられている．多くの場合死に至るが，稀に低出生体重児として生まれる場合がある．

b）造血障害

B19 は骨髄の赤芽球系細胞を侵襲するため，赤血球の生成が一時期減少する．赤血球の寿命が正常ならば著変はないが，鎌状貧血症，遺伝性球状赤血球症，サラセミアなどの溶血性貧血患者がB19 に感染すると急激な貧血の増悪があり，これを急性赤芽球癆（aplastic crisis）という[8]．

4．その他の関連疾患

急性感染における B19 の主な感染細胞は赤芽球系の細胞であるが，血管内皮細胞にも親和性があり，B19 と膠原病・血管炎との関連も示唆されている[1]．B19 との関連が報告されている疾患の多くが血管炎であるが，強皮症においても血管内皮細胞から B19 の DNA が検出されたという報告もある[9]．

また，伝染性紅斑に感染した数年後に関節リウマチが発症することが報告されている[10]．関節リウマチ患者の滑膜細胞内に高率に HPV–B19 DNA やタンパク質が発現されていることが示さ

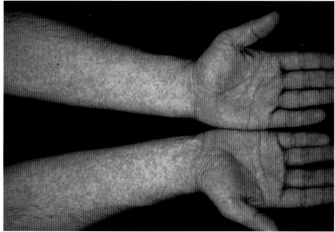
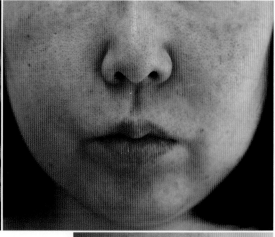

図 2.
成人伝染性紅斑
　a：麻疹様紅斑（30 歳代，男性）
　b：頬部の紅斑（40 歳，女性）
　c：前腕部の淡いレース状紅斑（40 歳，女性）

a	b
	c

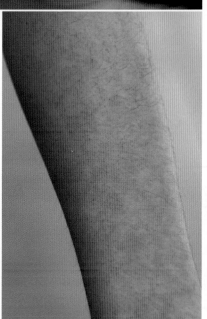

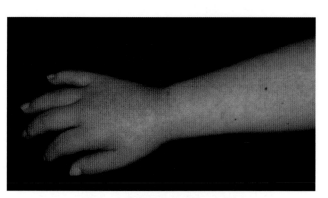

図 3．伝染性紅斑（29 歳，女性）
　　　前腕と手背の腫脹．

れた．感染細胞内でインターロイキン 6 が誘導発現され，これが関節炎を惹起させるのではないかと推測されている[11]．

このほか Wegener 肉芽腫症，急性糸球体腎炎，Henoch-Schönlein 型のアナフィラクトイド紫斑などとの関連も示唆されている[1]．

5．診断と治療

ELISA 法（以下，EIA 法）を利用したペア血清で特異的 IgG 抗体の有意な上昇を確認するか，あるいは急性期に特異的 IgM 抗体を検出することで診断する．

合併症がなければ治療は基本的に無治療であり，関節痛などの随伴症状が強い場合は非ステロイド系消炎剤で対症療法を行う．

麻　疹

1．原因ウイルス

麻疹ウイルスは *Paramyxovirus* 科 *Morbillivirus* 属の一本鎖 RNA ウイルスである．麻疹は空気感染，飛沫感染，接触感染と様々な感染経路を示し，その感染力は極めて強く，抗体のない小児が曝露されると，感染率は 90％といわれている．

2．臨床像

通常の麻疹は 10〜14 日の潜伏期を経て 39〜40℃の発熱と倦怠感が数日続く（前駆期）．その後，一度解熱した後再度発熱し，発疹が出現する（発疹期）．発疹が出現する 1〜2 日前に口腔内粘膜に白色点状丘疹が出現する．これを Koplik 斑とい

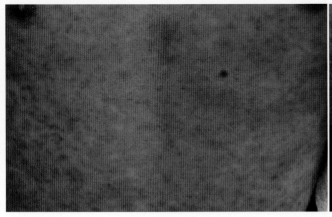
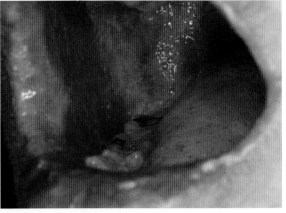

図 4. 麻疹　　　　　　　　　　　　　　　　　a | b

a：全身に出血を混じる紅斑丘疹が多発・融合している（25歳, 男性）.
b：頬粘膜の Koplik 斑（21歳, 男性）

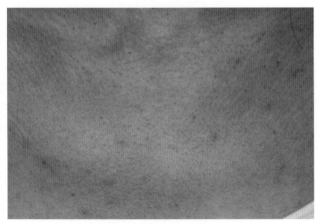

図 5. 修飾麻疹（26歳, 女性. 前胸部）
淡い紅斑丘疹が散在するのみで融合もみられない.

い, 麻疹に特異的である. 個疹は示指頭大までの浮腫性紅斑であり, 全身に拡大する（図4）. 上気道症状, 消化器症状も激しい. 発疹期が5〜6日続いた後に解熱し, 全身状態が改善し発疹も色素沈着を残して消退する（回復期）[12)13)].

また上記のような典型的な経過をたどる場合と, 以下のような非典型的な臨床症状を呈する麻疹の病態がある[12)].

a）異型麻疹

現在の麻疹ワクチンは弱毒生ワクチンが使用されているが, 1966〜1968年の間は不活化ワクチンと生ワクチンの併用法が行われていた[14)]. 不活化ワクチンを接種された者が数年後に麻疹に感染すると, 頭痛, 関節痛, 肺炎, 39〜40℃の発熱, 非定型発疹が出現し, これを異型麻疹という. 皮疹は丘疹, 紅斑, 紫斑, 小水疱など様々であり, 麻疹のウイルス抗体価ははじめから高値を示す[12)].

b）修飾麻疹

麻疹の生ワクチンを接種しても充分な免疫が得られない場合, もしくは接種後いったん抗体獲得が成立したが, その後抗体が消失した場合の条件下で麻疹に罹患すると, 発疹までの期間が長くなったり, 発熱がみられても高熱とはならずカタル症状を欠いたり, 発疹も軽く限局的（図5）であったりするなどといった非典型的な経過をたどる. これを修飾麻疹という[13)].

c）合併症, その他

出血性麻疹は発疹に出血斑を混じ, 播種性血管内凝固を合併することもある重症麻疹の一型である. また肺炎（麻疹ウイルスによるもの, 細菌感染によるもの）, 麻疹肺炎に循環器障害を合併した麻疹の内攻, 細菌の二次感染により生じる中耳炎, 麻疹脳炎, 亜急性硬化性全脳炎（SSPE）などが挙げられる.

また最近の研究では, 麻疹感染によって過去に罹患した様々な感染症の抗体を20〜70%の割合で消し去る可能性があることがわかった. 麻疹の感染はメモリーB細胞の多様性を減少させるのみならず, 骨髄中のナイーブB細胞も減少させており, 免疫力が新生児レベルまで低下する可能性があり, ワクチン接種の重要性がより高まっている[15)].

3．診断と治療

麻疹は5類感染症のため，疑った場合は速やかに保健所に届け出なければならない．

診断は前駆期から発疹期の初期にかけての咽頭ぬぐい液や血液からのウイルス培養，口腔または鼻粘膜から蛍光抗体法でウイルスの存在を見いだせば確実である[16]．EIA法によるIgM抗体価の上昇（検体の採取は発疹出現後4～28日以内が望ましい）もしくはペア血清（発疹出現後1週間以内の急性期血清と発疹出現後2～4週間後の回復期血清）を準備し，2つの血清を同時に同じ検査法で検査しIgG抗体価が有意に上昇した場合，麻疹と診断する．一般的にIgG抗体価が2倍以上上昇したとき，有意な上昇と考える．なお，修飾麻疹では急性期においても抗体価が著明な高値を示す場合がある．この場合，ペア血清で有意な抗体価の上昇が確認できない場合もある[17]．

治療は対症療法であり，高熱に対しアセトアミノフェンなどの解熱薬を使用する．合併症がなければ8～10日ほどで回復する．学校保健安全法の学校感染症において第2種におかれており，出席停止期間は解熱後3日を経過するまでとされている．

風　疹

1．原因ウイルス

風疹ウイルス（rubella virus）はトガウイルス科ルビウイルス属の一本鎖RNAウイルスであり，直径70 nmのエンベロープを有する単一血清型のウイルスである．感染様式は飛沫感染である．潜伏期は14～21日，通常16～18日である．感染後10～17日にウイルス血症をきたし，10～24日に鼻咽腔からの排泄がピークを示す[18]．感染後は免疫が長期間維持されるが，再感染が知られている[19]．

2．臨床像

潜伏期において全身症状はほぼみられず，あっても成人の軽度の全身倦怠感や頭痛である．その後発熱とともに顔面からはじまる皮疹が出現し，急激に全身に拡大する．皮疹は融合傾向のない粟

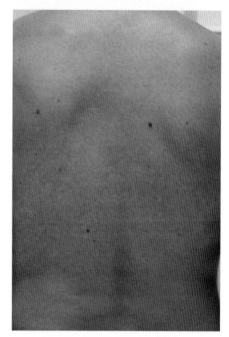

図 6．風疹（39歳，男性．体幹）

粒大までの紅色丘疹で，3～4日間続いた後に色素沈着を残さずに治癒する（図6）．皮疹の出現と同時に口蓋に点状丘疹，出血斑（Forschheimer's spots）がみられることがある[12]．リンパ節の腫脹は発疹が出現する約1週間前から耳介後部や後頸部，後頭部のリンパ節腫脹をきたすことが多く，その後数週間持続する[19]．カタル症状，眼球結膜の充血を伴うが，麻疹に比べて軽症である．

ウイルスの排泄期間は発疹出現の前後1週間とされているが，解熱すると排泄されるウイルス量は減少し，急速に感染力は消失する[20]．

成人や思春期の女性の場合，関節痛および関節炎は約70％に認めるが小児や男性には多くない[19]．

3．検　査

急性期には白血球の減少，血小板の減少がみられ，回復期には正常化する．肝機能の低下もみることがあるが，急性期よりむしろ回復期の初期，発病後5～8日ごろに悪化し，10～16日ごろに軽快していくため，長期間の経過観察が必要である．

4．診断と治療

ウイルスの分離が基本であるが通常は行われず，健康保険適用ではない．血清診断は健康保険適用になっており，かつ一般的に最も多く用いら

れている．急性期に風疹特異的IgM抗体が検出されれば単一血清での診断が可能であるが，発疹3日以内では陽性になっていない場合もあり（偽陰性），発疹出現後4日以降に再検査が必要となる．また，ペア血清において風疹特異的IgG抗体（EIA法）の陽転，またはIgG抗体価の2倍以上の上昇がみられれば風疹の確定診断となる[17)20)]．

治療は，通常は対症療法でよいが解熱などにはアセトアミノフェンが使われる．瘙痒が強い場合は抗ヒスタミン薬を使用する．

おわりに

中毒疹をきたす原因ウイルスは多岐にわたる．発疹が類似していたり，また修飾麻疹や成人の伝染性紅斑などの非典型的な皮疹を生ずるものもあることから，皮疹のみで原因ウイルスを特定することは難しい．しかし，これら重篤な合併症を引き起こすおそれのある感染症は，流行を食い止めるためにも早期に察知して血清中ウイルス抗体の存在・抗体価の上昇を証明し診断する必要がある．

麻疹，風疹は5類感染症のため，保健所に連絡すると行政検査として必要な検査が行われる．そのため疑い症例をみた場合，必ず保健所に届け出る必要がある．

文　献

1) 熊野浩太郎：ヒトパルボウイルスB19感染症の様々な病態．日臨免疫会誌，**31**：448-453，2008．
2) 清島真理子：ヒトパルボウイルスB19感染に伴うアナフィラクトイド紫斑．小児科臨床，**60**：1416-1420，2007．
3) Yee TT, et al：Transmission of symptomatic parvovirus B19 infection by clotting factor concentrate. *Br J Haematol*, **93**：457-459, 1996．
4) Anderson MJ, et al：Experimental parvoviral infection in humans. *J Infect Dis*, **152**：257-265, 1985．
5) 清島真理子：成人伝染性紅斑の症状と臨床診断．日本医事新報，**4621**：67-70, 2012．
6) 八重樫伸生ほか：OB-GYN ウイルス感染パルボウイルス感染と胎児異常．産婦の実際，**42**：695-699, 1993．
7) 田中　彰ほか：リンゴ病垂直感染症の一例．日本産婦人科学会東京地方部会会誌，**45**：304-307, 1996．
8) 日野治子：ウイルス感染症の鑑別法．日皮会誌，**120**：993-1008, 2010．
9) Magro CM, et al：Parvoviral infection of endothelial cells and stromal fibroblasts：a possible pathogenetic role in scleroderma, *J Cutan Pathol*, **31**：43-50, 2004．
10) Sasaki T, et al：Persistent infection of human parvovirus B19 in a normal subjects. *Lancet*, **346**：851, 1995．
11) Takahashi Y, et al：Human parvovirus B19 as a causative agent for rheumatoid arthritis. *Proc Natl Acad Sci USA*, **95**：8227-8232, 1998．
12) 日野治子：薬疹とウイルス感染症．診断と治療，**95**：1453-1461, 2007．
13) 国立感染症研究所感染症情報センター：感染症の話―麻疹．*IDWR*（https://www.niid.go.jp/niid/ja/kansennohanashi/518-measles.html）．（最終アクセス：2020年3月15日）
14) 国立感染症研究所：麻疹について（2011）（https://www.niid.go.jp/niid/ja/measles-qa.html）．（最終アクセス：2020年3月15日）
15) Mina MJ, et al：Measles virus infection diminishes preexisting antibodies that offer protection from other pathogens. *Science*, **6465**（366）：599-606, 2019．
16) 日野治子：【専門医にきくこどもの皮膚疾患】麻疹・風疹，突発性発疹，伝染性紅斑，Gianotti症候群．小児科診療，**72**（11）：2171-2181, 2009．
17) 国立感染症研究所：病原体検出マニュアル（https://www.niid.go.jp/niid/ja/labo-manual.html#class5）．（最終アクセス：2020年3月15日）
18) 宮崎千明：風疹．小児科，**42**（1）：154-157, 2010．
19) 寺田喜平：【新しい臨床ウイルス学】風疹．小児科診療，**68**（11）：2269-2273, 2005．
20) 国立感染症研究所感染症情報センター：感染症の話―風疹．*IDWR*（https://www.niid.go.jp/niid/ja/kansennohanashi/430-rubella-intro.html）．（最終アクセス：2020年3月15日）

MB Derma, **296**：25-31, 2020.

◆特集／“中毒疹”診断のロジックと治療

昆虫が媒介する中毒疹

川村龍吉[*1]　保延亜希子[*2]　武藤容典[*3]

Key words：ツツガムシ病(Scrub typhus)，日本紅斑熱(Japanese spotted fever)，デング熱 (Dengue fever)，チクングニア熱(Chikungunya fever)，ジカウイルス感染症(Zika virus infection)

Abstract　近年，ダニを運ぶイノシシやシカ・キョンの増加と分布拡大が社会問題となっており，また訪日外国人旅行者や外国人労働者数は年々増え続けていることから，今後マダニによって媒介される日本紅斑熱や，輸入感染症としての蚊媒介感染症を診察する機会も増えていくことが予想される．本稿では，リケッチア感染症であるツツガムシ病および日本紅斑熱，蚊媒介感染症であるデング熱，チクングニア熱，ジカウイルス感染症といった，中毒疹をきたす昆虫による感染症の最近の動向や疫学および診断の進め方や治療について概説する．

はじめに

　皮膚科を受診する“中毒疹”患者を診察する際に見逃されやすいのがダニや蚊によって媒介される様々な感染症であり，初診時にこれらの昆虫が媒介する疾患群の存在を失念すると思わぬ誤診のもととなる．中毒疹の原因を明らかにして有効な治療を行うためには，これらの疾患群を念頭に，ツツガムシやマダニの刺し口を探す，あるいは海外渡航歴を問診するなどといった基本的な診察を行うことが肝要となる．本稿では，中毒疹をきたす昆虫による感染症；ツツガムシ病や日本紅斑熱，蚊媒介感染症について概説する．

ツツガムシ病

1．疫学と背景

　本症はリケッチアである *Orientia tsutsu-*

[*1] Tatsuyoshi KAWAMURA，〒409-3898 中央市下河東1110　山梨大学医学部皮膚科学講座，教授
[*2] Akiko HONOBE，同
[*3] Yoshinori MUTOH，同

gamushi(*Ot*)を保有するツツガムシの幼虫に吸着されることで発症する．我が国におけるツツガムシ病の患者数は近年 300～500 例で推移しており(図1)，福島，千葉，宮崎，鹿児島などで多い(図2)．関東以北ではフトゲツツガムシが，また関東以西ではタテツツガムシが *Ot* を保有することが多く，*Ot* には Gilliam，Karp，Kato，Irie/Kawasaki，Hirano/Kuroki，Shimokoshi の 6 つの血清型が存在する[1)2)]．各血清型・DNA 型のツツガムシの種類と地理的分布を表1に示す[3)]．媒介ツツガムシの種類や活動時期により，発生時期には二峰性のピークがあり，東北・北陸地方では春と秋に，関東以西は秋冬に多い[4)~6)]．

2．臨床症状

　ツツガムシ病の潜伏期は 5～14 日で，39～40℃の発熱で発症し，悪寒戦慄，全身倦怠感，頭痛，筋肉痛，関節炎，全身および局所のリンパ節腫脹などを伴う(表2)[2)6)]．下痢や嘔吐も比較的多い[6)]．

　発疹は発熱後 2～数日で出現する．自覚症状を伴わない大豆大までの境界不明瞭な淡い紅斑が全身に播種状に分布するが，体幹に多い傾向があり，通常手掌・足底に皮疹は認めない(図3)．*Ot*

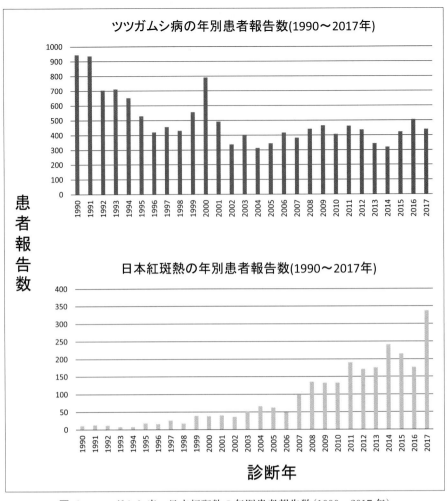

図 1. ツツガムシ病，日本紅斑熱の年別患者報告数(1990～2017 年)

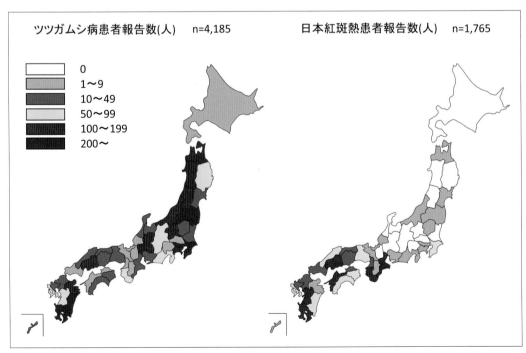

図 2. ツツガムシ病，日本紅斑熱の都道府県別患者報告数(2007～2016 年)

表1. *Orientia tsutsugamushi* の血清型と媒介するツツガムシの種類および分布
（文献3より改変）

Orientia tsutsugamushi の型			ツツガムシの種類と地理的分布	
血清型	DNA型			
1．Gilliam	台湾系 Gilliam	デリーツツガムシ	鹿児島県トカラ列島以南	
	Japanese Gilliam	フトゲツツガムシ	全国	
2．Karp	Japanese Karp-2			
	Japanese Karp-1	アラトツツガムシ	全国（北日本に多い）	
3．Kato	Kato	アカツツガムシ	秋田県，山形県北部〜岩手県南部，福島県，新潟県	
4．Irie（Kawasaki）	Irie（Kawasaki）	タテツツガムシ		
5．Hirano（Kuroki）	Hirano（Kuroki）	タテツツガムシ		
6．Shimokoshi	Shimokoshi	ヒゲツツガムシ	東北，北陸，九州	

表2. ツツガムシ病と日本紅斑熱の鑑別（文献2より改変）

	ツツガムシ病	日本紅斑熱
潜伏期	5〜14日	2〜8日
発症	発熱で発症．全身倦怠感，頭痛，関節痛，筋肉痛などを伴う	発熱で発症．全身倦怠感，頭痛，関節痛，筋肉痛などを伴う
皮疹発症	大豆大までの淡い紅斑	大豆大までの淡い紅斑
出血斑	紫斑はほとんどみられない	早期から紫斑となることあり
皮疹分布	体幹に多く，手掌・足底は稀	四肢に多く手掌・足底にも出現
刺し口	大きな紅斑中央に大きな痂皮	小さな紅斑で痂皮も小さい
ベクター	つつが虫	マダニ
リンパ節腫脹	局所・全身ともにほとんどあり	局所はわずかにあり，全身は稀
季節	春，秋〜冬	4〜11月

は全身に散布されて血管内皮細胞内で増殖するため，重症例では出血性となる[5)6]．*Ot* を保有するツツガムシが吸着した部位（刺し口）は，初期に周囲紅斑を伴った水疱となり，水疱は1〜2日で径5〜10 mm の黒色痂皮（焼痂，エスカー）を付着した小潰瘍を形成する（図4）．

3．検査・診断

発熱，発疹，刺し口の三主徴を認めた場合は，ツツガムシ病の発生地域（図2）での活動歴を確認し，血清学的検査（間接免疫蛍光抗体法や間接免疫ペルオキシダーゼ法など）や，血液や刺し口の痂皮組織を用いた Polymerase chain reaction（以下，PCR）法による病原体遺伝子の検出により確定診断する．*Ot* の血清型を決定する型特異的抗原は株間での相同性が高いため，血清学的検査において複数の株に対する抗体価上昇を認めることが多く（交差反応），遺伝子検査を合わせて行うことが重要である[5)]．最近，①IgM および IgG は Karp 型・Hirano/Kuroki 型・Kato 型の3者間で交差反応を起こしやすい，②IgM は Gilliam 型・Irie/Kawasaki 型の2者間で交差反応を示しやすい，③Shimokoshi 型は他の株との交差反応は起きにくいことなどが報告されている[7)]．

紅斑の病理検査所見は，表皮の液状変性と真皮から皮下組織にかけての血管周囲性の炎症細胞浸潤を認め，ときに赤血球の血管外漏出を伴う（図5）．血液検査所見では異形リンパ球の出現や血小板減少を認めることがある．その他，肝酵素の上昇や CRP 上昇，低 Na 血症，蛋白尿・尿潜血陽性などがみられる[4)〜6)]．

4．治療・予後

テトラサイクリン系抗菌薬が第一選択薬であり，通常，ミノサイクリンあるいはドキシサイクリンの点滴あるいは内服（1日200 mg）を7〜14日

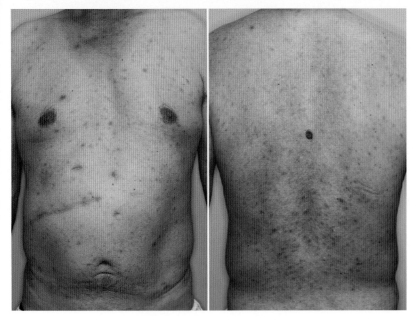

図 3.
体幹優位に強い浸潤の触れる母指頭大の紅斑が散在し，
手掌・足底には皮疹を認めない．

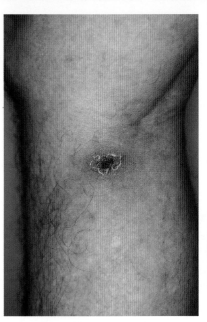

図 4. 刺し口の中心部に
痂皮を伴う紅斑

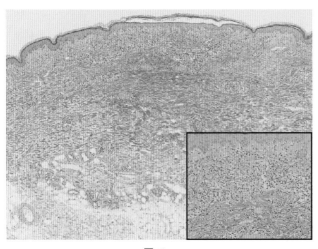

図 5.
表皮の液状変性と，真皮浅層から皮下組織にかけての血管
周囲性の炎症細胞浸潤がある．また赤血球の血管外漏出も
みられる．

日本紅斑熱

1. 疫学と背景

本症は *Rickettsia japonica*(*Rj*)を保有するマダニの吸着によって感染する．1984 年に第 1 例目が報告されて以来，徐々に患者数が増加しており，近年の患者数は 150〜300 例で推移している(図1)．主に関東以西で報告されており，特に三重や広島などで多い(図 2)．媒介マダニはヤマアラシチマダニやキチマダニ，フタトゲマダニと考えられ，ヤマアラシチマダニの分離頻度が比較的高く，マダニが活動する 5〜11 月に発生する[1)6)]．2017 年には患者数が初めて 300 例を超えて急増している．

2. 臨床症状

日本紅斑熱の潜伏期は 2〜8 日で，39〜40℃の発熱で発症し，悪寒戦慄，全身倦怠感，頭痛，筋肉痛，関節炎などを伴う(表 2)．通常，表在リンパ節の腫脹は局所でわずかにある程度である[2)]．消化器症状も約 20％でみられる[6)]．

発疹は自覚症状を伴わない大豆大までの境界不明瞭な淡い紅斑が全身に播種状に分布するが，体幹よりも四肢に多い傾向があり，手掌・足底に認められることもある．マダニが吸着した部位(刺

間投与する．同薬が使えない場合はクロラムフェニコールを用いる[2)6)]．確定診断を待たずに早期に治療を開始することが肝要であり，解熱後も 7〜10 日間抗菌薬内服を継続する．予後は一般に良好であるが，治療開始が遅れると重症化し，間質性肺炎や播種性血管内凝固症候群，多臓器不全などによって死に至ることもある(死亡率約 1％)[5)6)]．

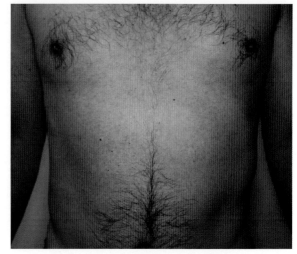

図 6. 入院日に全身に出現した風疹様の淡い粟粒大の紅斑

し口）は被覆部に認められることが多く，周囲に紅斑を伴う黒色痂皮を付着した小潰瘍としてみられる．本症では，吸着期間が数日の幼虫マダニが媒介するためにマダニが吸着した状態で受診する患者が少なく[1]，またツツガムシ病に比べると紅斑・痂皮が小さいために刺し口の発見が困難なことが多いことから[2]，刺し口を見逃さないように注意する必要がある．

3．検査・診断

発熱，発疹，刺し口の三主徴を認めた場合は，本症の発生地域（図2）を確認し，血清学的検査（間接免疫蛍光抗体法や間接免疫ペルオキシダーゼ法など）や，血液や刺し口の痂皮組織を用いた PCR 法による病原体遺伝子の検出により確定診断する．ただし，これらの検査は保険適応がないため，保健所に依頼する必要がある[1]．血液検査所見では血小板減少や肝酵素の上昇，CRP 上昇，低 Na 血症，蛋白尿・尿潜血陽性などがみられる．

4．治療・予後

ツツガムシ病と同様にテトラサイクリン系抗菌薬が第一選択薬であり，通常，ミノサイクリンあるいはドキシサイクリンの点滴あるいは内服（1日 200 mg）を 7～14 日間投与する．本症も確定診断を待たずに治療を開始することが肝要であり，解熱後も 7～10 日間抗菌薬内服を継続する．予後は一般に良好であるが，治療開始が遅れると重症化することもあり，播種性血管内凝固症候群や多臓器不全による死亡例もある（死亡率約 1％）[6]．重症例ではニューキノロン系抗菌薬：シプロフロキサシンとの併用が推奨されている[1,2,6]．

蚊媒介感染症

1．疫学と背景

国内に生息するヒトスジマダカが媒介する可能性のある感染症にはデング熱，チクングニア熱，ジカウイルス感染症がある[8]．それぞれフラビウイルス科デングウイルス，トガウイルス科アルファウイルス，フラビウイルス科フラビウイルスが原因ウイルスであり，いずれのウイルスに感染しても約 70～80％は不顕性感染となる[8,9]．デング熱は最近では 2014 年夏に都内で 100 人以上の患者が報告されており，チクングニア熱は日本国内での発生はこれまでないものの，年間 10～20 例の輸入例が報告されている[9]．また，ジカウイルス感染症も約 20 例の輸入症例が報告されている．

2．臨床症状

デング熱では，3～8 日（2～14 日）の潜伏期ののち，7 日ほど続く 38.5℃以上の発熱や頭痛，全身倦怠，関節痛などがみられ，ときに筋肉痛，下痢，嘔気・嘔吐といった症状もみられる．発疹は発病者の約 50％でみられ，多くの症例で解熱する時期と前後して紅斑が出現してくる[8,9]．皮疹は紅色小丘疹に始まり，数日後よりびまん性の細かな紅斑の中に正常皮膚が白く抜けた皮疹となる（white island in a sea of red；図 6）．血管透過性亢進や出血傾向から紫斑や粘膜出血もみられることがある（図 7）．全例で皮疹を認めるわけではなく，特に発熱期には皮疹はみられないことが多い[8,9]．

チクングニア熱の潜伏期は 2～6 日で，高熱と強い関節痛，関節腫脹で発症し，頭痛，リンパ節腫脹，眼症状など多彩な症状を伴う．発疹は発病者の 20～80％に発病後 2～5 日でみられ，典型例では丘疹性紅斑が数日続く[8,9]．小水疱や紅皮症，結節性紅斑を呈した報告もある[8]．

ジカウイルス感染症は，2～12 日間の潜伏期ののち，発熱，関節痛，皮疹，眼球結膜充血，頭痛，

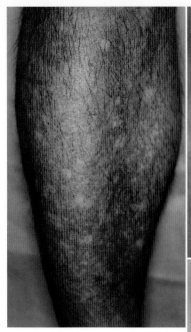

a	b
	c

図 7.
　a：解熱時期にみられた下腿の正常
　　 皮膚が島状に白く抜ける紫斑
　b，c：入院日に出現した小豆大の
　　 口腔粘膜の出血斑

筋肉痛などの症状がみられる．発熱は必発ではな
く，発病者の35〜65％に認められる．発疹は発病
者の90〜100％に認められ，瘙痒を伴う紅斑，丘
疹をみる[8]．

3．検査・診断

　デングウイルス感染症では，血液検査で白血球
と血小板が低下するのが典型的であり，血管透過
性亢進，出血症状が強くなり，ショック，臓器障
害，播種性血管内凝固症候群がみられ重症デング
へと移行することがある．出血傾向を確認するた
めのターニケットテスト（図8）を含めた本症を疑
う所見および重症化サイン，診断基準を表3に示
す[9]．

　チクングニア熱およびジカウイルス感染症にお
いても，① 分離同定による病原体検出，② PCR
法による病原体遺伝子の検出，③ IgM 抗体の検
出，④ 中和抗体の検出を行い確定診断する[9]．

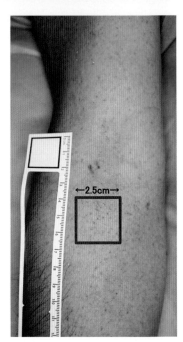

図 8．ターニケット（駆血帯）テスト
上腕に駆血帯を巻き，収縮期血圧と拡張期血圧の
中間の圧で5分間圧迫を続け，圧迫終了後に2.5
cm×2.5 cm あたり10以上の点状出血が見られ
た場合に陽性と判定する．

表 3. デング(熱)ウイルス感染症の診療ガイドライン(文献9より改変)

デング熱疑い	デング熱流行地域から帰国後あるいは海外渡航歴がなくてもヒトスジシマカの活動時期に国内在住者において，下記の所見を認める場合 ・発熱かつ ・以下の所見の2つ以上を認める場合 　　1. 発疹，2. 悪心・嘔吐，3. 頭痛・関節痛・筋肉痛，4. 血小板減少 　　5. 白血球減少，6. ターニケットテスト陽性，7. 重症化サイン
重症化サイン	1. 腹痛・腹部圧痛，2. 持続的な嘔吐，3. 腹水・胸水， 4. 粘膜出血，5. 無気力・不穏，6. 肝腫大(2 cm 以上)， 7. ヘマトクリット値の増加(20%以上，同時に急速な血小板減少を伴う)
デング熱 確定診断	下記のいずれかを満たすとき，デング熱と確定診断する． 　・ウイルス分離　　　　　　　　　　　　　(全血・血清・血しょう・尿) 　・RT-PCR 法によるウイルス遺伝子の検出　(全血・血清・血しょう・尿) 　・ウイルス非構造タンパク(NS1)抗原の検出(血清) 　・特異的 IgM 抗体の検出　　　　　　　　　(血清) 　・中和抗体の検出　　　　　　　　　　　　(血清)
重症デング熱 診断基準	1. 重症の血漿漏出症状(ショック，呼吸不全など) 2. 重症の出血症状　　(消化管出血，性器出血など) 3. 重症の臓器障害　　(肝臓，中枢神経系，心臓など)

4. 治療・予後

デング熱に対する有効な抗ウイルス薬はいまだ存在しないため対症療法を行う．ワクチンが開発されており一部の国の小児に投与されているが，本邦では接種できない[8]．重症デングに移行した場合は，入院のうえ，輸液管理および慎重な経過観察を行うことが望ましい．

チクングニア熱およびジカウイルス感染症に対する有効な抗ウイルス薬およびワクチンはなく，対症療法を行うが，予後は一般に良好である．

おわりに

近年，千葉県の外来シカ「キョン」の急増が社会的問題となっているが，マダニを運ぶイノシシやシカの増加と分布拡大が今後の日本紅斑熱患者数のさらなる増加につながっていくことは容易に想像される．また，訪日外国人旅行者数は年々増えており，出入国管理法改正により今後ますます外国人労働者も増えていくと予想されている．これに伴って蚊媒介感染症の輸入症例を診察する機会も増えていくことが予想されるが，高熱を伴う中毒疹をみたら，まず本稿で取り上げた昆虫が媒介する感染症群を疑うことが肝要と考える．

文　献

1) 夏秋　優：ダニ媒介性感染症．日皮会誌，**129**：2493-2501，2019.
2) 髙垣謙二：日本紅斑熱とつつが虫病．日皮会誌，**124**：1739-1744，2014.
3) 山田雅之：Shimokoshi 型ツツガムシ病の1例．皮膚臨床，**60**：425-428，2018.
4) 竹之下秀雄：【ここが聞きたい 皮膚科外来での治療の実際】ツツガムシ病．*MB Derma*，**197**：99-107，2012.
5) 山藤栄一郎：【皮膚科で診る感染症のすべて】ツツガムシ病，紅斑熱のすべて．*MB Derma*，**242**：185-190，2016.
6) 久保宣明：【こんなとき困らない 皮膚科救急マニュアル】ツツガムシ病，日本紅斑熱，SFTS．*MB Derma*，**249**：49-54，2016.
7) Ohashi N, et al：Demonstration of antigenic and genotypic variation in *Orientia tsutsugamushi* which were isolated in Japan, and their classification into type and subtype. *Microbiol Immunol*, **40**：627-638, 1996.
8) 関根万里：蚊媒介感染症．日皮会誌，**129**：2503-2511，2019.
9) 国立感染症研究所：蚊媒介感染症の診療ガイドライン，第5版，2019.

MB Derma. No.268

これが皮膚科診療スペシャリストの目線！

診断・検査マニュアル
ー不変の知識と最新の情報ー

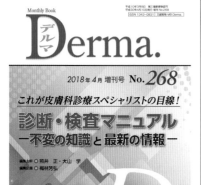

好　評

2018年4月 増刊号

●編集企画：**梅林 芳弘**
（東京医科大学八王子医療センター教授）
●定価（本体価格 5,600 円＋税）　●B5 判　●320 ページ

不易流行

「昔から変わることのない診断の要諦となる不変の知識」と「新しい検査法などの目まぐるしく変わる最新情報」が盛り込まれた一書．病理やダーモスコピーをはじめとした各種検査法の見方・進め方や，薬疹・良悪性腫瘍などを誤診しないための鑑別のポイントを，大ボリュームの 320 ページでお届け．診療に必要な匠の知識と技を是非本書から吸収してください．

目 次

（株）全日本病院出版会　www.zenniti.com

〒113-0033　東京都文京区本郷 3-16-4　電話（03）5689-5989　FAX（03）5689-8030

MB Derma, 296：33-40, 2020.

◆特集／"中毒疹"診断のロジックと治療

膠原病にみられる皮疹
―鑑別のポイント―

沖山奈緒子*

Key words：急性皮膚ループス（acute cutaneous lupus），亜急性皮膚ループス（subacute cutaneous lupus erythematosus），慢性皮膚ループス（chronic cutaneous lupus），即時消退性紅斑（evanescent maculopapular rash），持続性丘疹・紅斑（persistent papules and plaques），筋炎特異的自己抗体（myositis-specific autoantibody），Gottron 丘疹（Gottron papule），鞭打ち様紅斑（flagellate erythema）

Abstract 膠原病の多くで皮膚症状が必発し，診断基準にも含まれている．診断基準になるような典型疹以外でも多種多様の皮疹が出現するため，皮膚科医の立場としてはその鑑別が重要な役割である．特に，発熱を伴う全身性エリテマトーデスや成人スチル病は薬疹やウイルス性中毒疹と，皮膚筋炎では湿疹・痒疹群と，もしくは成人スチル病と皮膚筋炎とが，ときに鑑別されていない事例として挙げられる．これらの疾患について，皮疹とその鑑別についてそれぞれ解説する．

膠原病とその類縁疾患には多数の疾患が含まれ，多くの疾患で皮膚症状が必発し，診断に重要な所見となる．特に発熱を伴い，薬疹やウイルス性中毒疹との鑑別が必要になる場面が多いのは全身性エリテマトーデスや成人スチル病である．また皮膚筋炎も，湿疹・痒疹群や薬疹と誤診される場面によく遭遇する疾患である．また，成人スチル病の大きな鑑別疾患は皮膚筋炎である．3つの疾患について解説し，それぞれの鑑別点について述べていく．

全身性ループスエリテマトーデス
（systemic lupus erythematosus；SLE）

全 SLE 患者の 80％以上に皮疹が出現する．2019 年 ACR/EULAR 分類基準では，皮膚粘膜症状を急性皮膚ループスエリテマトーデス，亜急性皮膚ループスエリテマトーデス・慢性皮膚ループスエリテマトーデス，びまん性脱毛に分けている[1][2]．

* Naoko OKIYAMA，〒305-8575 つくば市天王台 1-1-1 筑波大学医学医療系皮膚科，講師

1．急性皮膚ループスエリテマトーデス（acute cutaneous lupus erythematosus；ACLE）

数日単位で経過する．診断時のみならず，再燃時のメルクマールともなる．ACR/EULAR 新診断基準での重みづけとしては 6 となっており，これは抗 Sm 抗体や抗 dsDNA 抗体と同等である[1][2]．

a）蝶形紅斑（butterfly rash）

鼻背部を越えて，鼻唇溝は越えずに，両頬部に蝶が羽を広げたように紅斑が分布し，上眼瞼，鼻唇溝内側は通常保存される（図 1-a）．SLE 患者の 90％に出現する．

＜鑑別診断＞

● 皮膚筋炎：やはり蝶形紅斑がみられることがあるが，より脂漏性皮膚炎様であり，鼻唇溝を越える．

● 脂漏性皮膚炎：常在真菌である癜風菌が原因といわれる湿疹で，鱗屑を付す紅斑が，眉毛部や鼻翼，頭皮といった脂漏部位に好発し，頬部にも出現する．新生児〜壮年までみられる．

● 酒 皶：頬部から鼻背・鼻尖にかけて毛細血管拡張から紅斑となり，痤瘡様膿疱をみる．

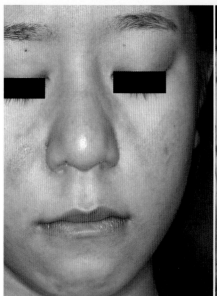
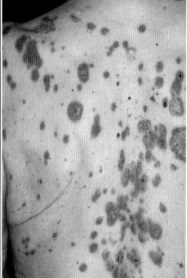
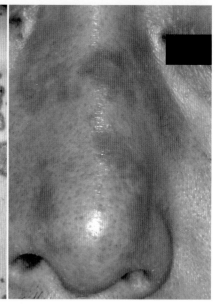
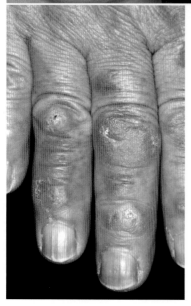

a	b	c
d		

図 1.
全身性ループスエリテマトーデス(SLE)の皮膚症状
  a：鼻背を越えるが，鼻唇溝は越えない蝶形紅斑
  b：亜急性皮膚ループスエリテマトーデス
  c：円板状ループスエリテマトーデス
  d：凍瘡状ループス

毛包虫の増加が原因といわれる.

●サルコイドーシス：頬にびまん浸潤型皮膚サルコイドを発症し，蝶形紅斑様となることがある.

●接触皮膚炎：外来抗原に対する湿疹反応で，いわゆる「かぶれ」．頭部〜顔面に使用している衛生用品や化粧品，毛染めなどによるものが多いが，サクラソウや漆のような植物性抗原では，露出部である顔面や手に丘疹・紅斑がみられる.

b）光線過敏性ループス

SLE は，紫外線照射により全身症状が悪化するが，照射局所にも皮膚症状が生じる．紅斑，ときに水疱化する.

＜鑑別診断＞

●光接触皮膚炎：香料やケトプロフェンパップ剤などの塗布部位に日光曝露されると，湿疹が誘発される．光パッチテストで診断する.

●光線過敏型薬疹：フェノチアジン系向精神薬，ニューキノロン系抗生剤など内服後の日光曝露部位に，紅斑・丘疹・小水疱がみられ

る．内服後，光照射による誘発テストで診断する．

- ●晩発性皮膚ポルフィリン症：Uroporphyrinogen decarboxylase の活性低下による．遺伝性のものもあるが，C 型肝炎などでも誘発される．慢性症状としての色素沈着や皮膚萎縮・瘢痕が目立つ．尿中 uroporphyrin 高値にて診断する．

2．亜急性皮膚ループスエリテマトーデス（subacute cutaneous lupus erythematosus；SCLE）[3]・慢性皮膚ループス（chronic cutaneous lupus）

亜急性は週～月単位，慢性は年単位で経過する．ACR/EULAR 新診断基準での重みづけとしては4となっており，これは血小板減少・自己免疫性貧血，蛋白尿，補体 C3・C4 低下と同等である[1][2]．

a）SCLE

主に日光曝露部に対称性・多発性に生じ，週～月単位で経過する．乾癬様または多発環状紅斑で，ときに炎症後色素脱失や毛細血管拡張は残すも，瘢痕は残さない（図1-b）．病理組織像は苔癬反応で，真皮上層のリンパ球浸潤と，角化細胞死を表す液状変性や個細胞壊死といった所見を呈し，ループスバンドテスト（基底層への顆粒状の免疫グロブリン沈着）陽性が特徴となる．抗 SS-A 抗体と関連する．

＜鑑別診断＞

- ●多形滲出性紅斑：薬疹の1つ，もしくは単純ヘルペス，溶連菌，マイコプラズマなどへのアレルギー反応として発症する多発する紅斑で，環状に拡大する target lesion を特徴とする．病理組織像も苔癬反応で，鑑別できないが，ループスバンドテストは陰性である．
- ●Sjögren 症候群の環状紅斑[4]：同様に抗 SS-A 抗体と関連する．苔癬反応はあまりみられない．
- ●遠心性環状紅斑：浮腫性紅斑が遠心性に拡大して中央は退色し，環状となる．体幹に好発

し，個疹は1週間程度で自然治癒するが，年余にわたって再発する．多くは特発性である．苔癬反応はみられない．

b）円板状皮疹（discoid LE；DLE）

顔面，耳介，手背などの日光曝露部位に多くみられ，表面に角化性鱗屑を付着する暗赤色～赤紫色で境界明瞭な萎縮性紅斑．ときに瘢痕～疣状を呈して隆起するものもある（図1-c）．病理組織学的には苔癬反応で，毛孔角栓が特徴である．SLE の10～30%に出現する．CLE のみの症例も存在する．

＜鑑別診断＞

- ●扁平苔癬：小豆大までの扁平隆起性紅斑で，ときに融合する．病理組織像は苔癬反応であり，真皮上層における稠密で帯状の細胞浸潤が特徴である．原因は不明だが，C 型肝炎ウイルスや降圧剤などの薬剤へのアレルギーといわれている．

c）凍瘡状ループス[5]

DLE の一亜型で，凍瘡に類似した暗紅色浮腫性紅斑が四肢末端に出現する（図1-d）．凍瘡と異なり，夏季にも生じる．重度になると潰瘍化する．

＜鑑別診断＞

- ●凍　瘡：いわゆる「しもやけ」であり，冬季の寒冷と湿潤により，末梢部にて腫脹・うっ血・潰瘍を呈し，小児に好発する．病理像では，微小血栓や毛細血管拡張などの血行障害の所見のみである．

d）ループス脂肪織炎（深在性ループス）[6]

顔面・胸部・臀部に好発する，ときに紅斑（DLE）を伴う皮下硬結である．組織学的には小葉性脂肪織炎で，脂肪織を破壊するため，陥凹を残して治癒する．SLE で出現するが，ループス脂肪織炎だけの症例もある．

＜鑑別疾患＞

- ●結節性紅斑：上気道感染症状に引き続き，下腿伸側に多発する，潮紅を伴う皮下硬結で，色素沈着を残して治癒する．組織学的には隔壁性脂肪織炎である．ベーチェット病の一症

状であることもある.

● 皮下脂肪織炎様 T 細胞リンパ腫：CD8 T リ
ンパ球性の皮膚原発悪性リンパ腫で，小葉性
脂肪織炎の形式をとるため，臨床像が似る.
病理組織像で脂肪細胞をリンパ球が取り囲む
rimming や，T 細胞受容体遺伝子再構成解析
で末梢 T 細胞の単クローン性が確認される.

3．口腔内潰瘍

特に上硬口蓋に浅い潰瘍を形成する．病勢を反
映する.

<鑑別診断>

● 他の原因による口腔内アフタ：特発性，ベー
チェット病，クローン病など.

● 単純ヘルペス感染症：皮膚口唇境界部だけで
なく，口腔内にも発症する.

● 口腔癌：潰瘍を呈し，難治.

4．脱　毛

円形脱毛症とは違って，境界不明瞭に前頭部か
ら頭頂部での毛髪が疎になるびまん性脱毛が病勢
を反映することがあり，治療反応性に回復する.

<鑑別疾患>

● 円形脱毛症：円形〜楕円形の比較的境界明瞭
な単発〜多発の脱毛斑であり，その症状より
鑑別は容易.

● 壮年期脱毛症：男性ホルモン作用による脱毛
症.

● 消耗性疾患によるびまん性脱毛症：膠原病以
外の原因でも起こりうる（高熱後，分娩後，栄
養障害，腎不全・透析患者など）.

成人スチル病

若年性特発性関節炎の全身型が小児の熱性疾患
であるスチル病と同じであり，成人（16 歳以上）発
症例もあることがわかり，そのうち小児発症で成
人まで遷延した症例も含めて，成人スチル病と呼
んでいる．病因不明で自己抗体も検出されない
が，自己炎症性疾患の 1 つと位置づけられる.

症状は弛張熱・間欠熱，関節炎，発熱とともに
出現する定型的皮疹，検査では好中球増多を伴う

白血球増多や肝機能障害，フェリチン高値がみら
れる．また，血球貪食症候群またはマクロファー
ジ活性化症候群併発が重要である.

皮膚症状は，定型的皮疹である即時消退性紅斑
と，非定型的皮疹である持続性丘疹・紅斑（per-
sistent papules and plaques）がある.

1．即時消退性紅斑

サーモンピンク色で平坦な紅斑であり，上述の
ように発熱とともに一過性に出現する（図 2-a）.
その発現の経過が診断に有用であるのは間違いな
く，世界で最も信頼されている分類基準である
Yamaguchi らの基準（1992）[7]，Fautrel らの基準
（2002）[8]のどちらでも，大項目に含まれる．ただ
し，一過性であることと，病理組織学的には非特
異的であり，とらえるのが難しい場合もある.

<鑑別診断>

● 蕁麻疹：やはり一過性の紅斑であり，発熱を
含む感冒様症状とともに出現することも多
い．弛張熱・間欠熱が長く続き，熱と皮疹が
並行する点で鑑別する.

2．持続性丘疹・紅斑（persistent papules and plaques）

経過中に高頻度（64〜78％）に認められ，瘙痒が
強く，持続性で色素沈着を残す皮疹が，顔面・頸
部・体幹・四肢伸側に好発する[9)10)]（図 2-b）．その
病理組織像は，個角化細胞壊死を伴ういわゆる苔
癬反応の病理所見を呈し，湿疹群や痒疹群などと
明確に区別される[10]ことから，皮膚科医としては
積極的に皮膚生検すべき皮疹と考える.

<鑑別診断>

● 皮膚筋炎：成人スチル病の場合には，膠原病
の非特異的徴候であり，皮膚筋炎では高頻度
である爪上皮出血点がみられない．これは
成人スチル病が，末梢循環障害を基盤とする
膠原病の範疇ではない炎症性疾患であること
を示唆している．一方，どちらも病理組織像
で苔癬反応を示すため，生検では鑑別できな
い.

● 色素性痒疹：色素沈着を強く残す，持続性の

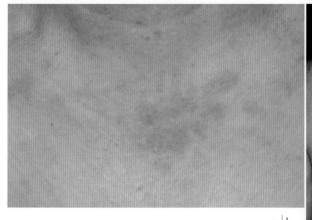

a | b

図 2.
成人スチル病の皮膚症状
 a：即時消退性紅斑
 b：持続性丘疹・紅斑（persistent papules and plaques）

紅斑・丘疹であるが，病理組織像から鑑別される．

皮膚筋炎

皮膚症状・筋症状・肺症状を呈する症候群で，皮膚症状だけの症例もあることから，皮疹からの診断は重要である．いくつかの筋炎特異的自己抗体が同定されてきており，2015 年に抗 Jo-1 抗体を含む抗アミノアシル tRNA 合成酵素（ARS）抗体，2016 年から抗 MDA5 抗体，抗 TIF1γ 抗体，抗 Mi2b 抗体，それぞれの検査が保険収載された．これらの抗体には，抗核抗体は陰性〜低力価と判定されるものもあるため，抗体を直接測定する検査は有用である．また，それぞれの筋炎特異的自己抗体では，その陽性例での臨床症状に特徴がある．抗 ARS 抗体陽性例は慢性進行性間質性肺炎が必発であり，関節炎など炎症所見が強いのが特徴で，抗 ARS 抗体症候群とも呼称される．抗 MDA5 抗体陽性例は，筋症はないか軽度で，急速進行性間質性肺炎が致死的であることが重要であり，抗 TIF1γ 抗体陽性成人例では内臓悪性腫瘍に伴う場合が多い．抗 Mi2b 抗体陽性例は典型的な皮膚筋炎であり，ステロイド反応性もよい．皮膚病変も，それぞれの筋炎特異的抗体により特徴がある．

皮膚病理組織像では，CLE ほど炎症細胞浸潤は多くなく，苔癬反応も明らかでないことが多い．ただし，表皮傷害の結果と考えられる真皮ムチン沈着は高頻度で認められる．

1．ヘリオトロープ疹

両側性（ときに片側性）の眼瞼周囲（特に上眼瞼）の紫紅色の浮腫性紅斑で，眼囲浮腫だけの場合もある（図 3-a）．特に急性期に発症する．

＜鑑別診断＞

● **接触皮膚炎**：点眼薬やアイメイク，毛染め剤では，眼周囲に浮腫性紅斑を呈する．

● **クインケ浮腫**：蕁麻疹の一種の血管性浮腫で，数時間のうちに完成して1〜3日程度で消失する．片側性であり，眼瞼や口唇に起こりやすい．様々な要因で起こるが，アンジオテンシン変換酵素阻害薬で起こるものや，C1 インヒビター欠損・機能異常によって遺伝性に起こるものもある．

2．Gottron 丘疹，Gottron 徴候，逆 Gottron 徴候，機械工の手（mechanic's hand）

Gottron 丘疹は，指関節背面・肘頭・膝蓋・外踝の扁平敷石状の紫紅色角化性小局面で，ときに潰瘍化する．Gottron 徴候は，Gottron 丘疹と同様に分布する角化性紅斑のことをいう．抗 TIF1γ 抗体陽性皮膚筋炎のときには，紅色のはっきりし

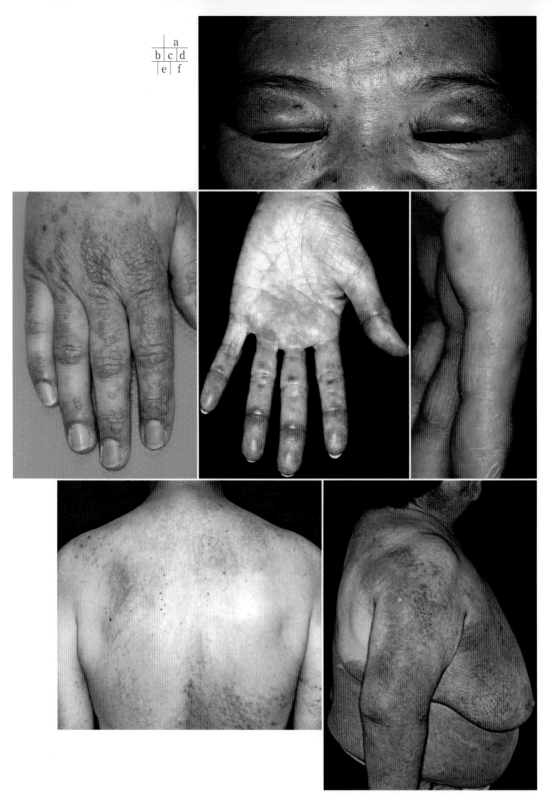

図 3. 皮膚筋炎の皮膚症状

a：ヘリオトロープ疹
b：Gottron 丘疹
c：逆 Gottron 徴候：手掌紫紅色丘疹・紅斑（palmar violaceous macules/papules）
d：機械工の手
e：鞭打ち様紅斑（scratching dermatitis）
f：Shawl sign などを含む暗紫紅色紅斑，多形皮膚萎縮

た Gottron 丘疹がみられることが多い（図3-b）．

逆 Gottron 徴候は，完全に Gottron 丘疹・徴候の「逆」ではなく，指関節屈側の皺の周囲（圧迫部位）に「鉄棒血豆様」にみられる．特に抗 MDA5 抗体陽性皮膚筋炎のときには，まさに'血豆様'の手掌紫紅色丘疹・紅斑（palmar violaceous macules/papules）がみられ（図3-c），この皮疹をみたときには，血液検査の結果を待たずに，抗 MDA5 抗体陽性皮膚筋炎に特徴的な急速進行性間質性肺炎の存在を検索して，迅速に多剤併用集学的治療に繋げなければならない[11]．

母指尺側・示指橈側の指側面にみられる角化性丘疹・紅斑は，機械工の手（mechanic's hand）といい（図3-d），抗 ARS 抗体陽性皮膚筋炎の特徴であり，臨床的に間質性肺炎と筋炎だけしかみられずに多発性筋炎と診断されているような抗 ARS 抗体症候群の症例でも，この皮疹だけはみられることが多い．

<鑑別診断>
● 手湿疹：乾燥に洗剤や手袋の刺激・アレルギーが加わり，慢性の湿疹を起こす．生検病理組織像は湿疹反応であり，皮膚筋炎と異なるが，抗 ARS 抗体陽性皮膚筋炎の場合には，苔癬反応のみならず湿疹反応や乾癬様皮膚炎の像も混在するため，臨床的にも病理組織学的にも誤診しやすい[12]．
● 乾　癬：代表的な炎症性角化症で，指関節背側など擦過されやすい部位に好発することも，皮膚筋炎と間違えやすい．生検病理組織像で，皮膚筋炎と異なり特徴的な乾癬様皮膚炎の像を呈するが，上述のように，抗 ARS 抗体陽性皮膚筋炎の場合には鑑別困難なことがあり得る[12]．

3．鞭打ち様紅斑（scratching dermatitis/flagellate erythema）[13]

急性期の皮膚症状で，筋炎の病勢とも一致することが多い．瘙痒を伴う鞭で打たれたような線状浮腫性紅斑である（図3-e）．

<鑑別診断>
● しいたけ皮膚炎・ブレオマイシン皮膚炎：ともに，生しいたけ摂取後もしくはブレオマイシン投与後に，ときに丘疹や小水疱を伴う線状の浮腫性紅斑を発症する．病歴聴取が重要となる．

4．暗紫紅色紅斑，多形皮膚萎縮

浸潤を強く触れ，比較的境界明瞭な紅斑が，前胸部（V-neck sign），肩から上腕伸側（shawl sign），頭部（scalp dermatitis），鼻唇溝や眉毛部，耳前部などの脂漏部位（seborrheic area erythema）[14]と，特徴的な対称性分布を呈し，瘙痒を伴う（図3-f）．慢性に経過すると，色素沈着・脱失，皮膚硬化を混在する多形皮膚萎縮の状態となる．

<鑑別診断>
● 多形滲出性紅斑：溶連菌や単純ヘルペス，マイコプラズマ感染症，もしくは薬剤へのアレルギーが原因であるが，全身に対称性に紅斑が出現し，瘙痒も伴う点より，混同しやすい．病理組織像も苔癬反応である．Target lesion と呼ばれる，中央部が暗紅色となる紅斑が特徴的である．ヘリオトロープ疹や Gottron 徴候・丘疹といった典型疹，膠原病の非特異疹である爪上皮出血点や爪囲紅斑を欠くことから鑑別する．
● 乾　癬：Gottron 徴候・丘疹様の症状も呈し得る．生検病理組織とともに，やはり皮膚筋炎の典型疹や膠原病の非特異疹の有無で鑑別する．

おわりに

上述の疾患は，全身臓器を傷害する免疫疾患であり，皮膚科医にとっては，日常診療のなかで皮膚症状から確実に拾い上げることが必要な疾患群である．「診断基準」「皮疹名」は大事な知識ではあるが，機械的に当てはめていくのではなく，皮疹の成り立ち，common disease の皮膚疾患との違いを意識して確実に診断することが重要である．

文　献

1）Aringer M, Costenbader K, Daikh D, et al：2019 European League Against Rheumatism/American College of Rheumatology Classification Criteria for Systemic Lupus Erythematosus. *Arthritis Rheumatol*, **71**(9)：1400-1412, 2019.

2）Aringer M, Costenbader K, Daikh D, et al：2019 European League Against Rheumatism/American College of Rheumatology classification criteria for systemic lupus erythematosus. *Ann Rheum Dis*, **78**(9)：1151-1159, 2019.

3）Sontheimer RD：Subacute cutaneous lupus erythematosus：a decade's perspective. *Med Clin North Am*, **73**(5)：1073-1090, 1989.

4）Katayama I, Asai T, Nishioka K, et al：Annular erythema associated with primary Sjögren syndrome：analysis of T cell subsets in cutaneous infiltrates. *J Am Acad Dermatol*, **21**(6)：1218-1221, 1989.

5）Millard LG, Rowell NR：Chilblain lupus erythematosus(Hutchinson). A clinical and laboratory study of 17 patients. *Br J Dermatol*, **98**(5)：497-506, 1978.

6）Sanchez NP, Peters MS, Winkelmann RK：The histopathology of lupus erythematosus panniculitis. *J Am Acad Dermatol*, **5**(6)：673-680, 1981.

7）Yamaguchi M, Ohta A, Tsunematsu T, et al：Preliminary criteria for classification of adult Still's disease. *J Rheumatol*, **19**(3)：424-430, 1992.

8）Fautrel B, Zing E, Golmard JL, et al：Proposal for a new set of classification criteria for adult-onset still disease. *Medicine*(Baltimore), **81**(3)：194-200, 2002.

9）Lee JY, Hsu CK, Liu MF, et al：Evanescent and persistent pruritic eruptions of adult-onset still disease：a clinical and pathologic study of 36 patients. *Semin Arthritis Rheum*, **42**(3)：317-326, 2012.

10）Lee JY, Yang CC, Hsu MM：Histopathology of persistent papules and plaques in adult-onset Still's disease. *J Am Acad Dermatol*, **52**(6)：1003-1008, 2005.

11）Koguchi-Yoshioka H, Okiyama N, Iwamoto K, et al：Intravenous immunoglobulin contributes to control anti-melanoma differentiation-associated protein 5(MDA5)antibody-associated dermatomyositis with palmar violaceous macules/papules. *Br J Dermatol*, **177**(5)：1442-1446, 2017.

12）Okiyama N, Yamaguchi Y, Kodera M, et al：Distinct Histopathologic Patterns of Finger Eruptions in Dermatomyositis Based on Myositis-Specific Autoantibody Profiles. *JAMA Dermatol*, doi：10.1001/jamadermatol.2019.1668, 2019.(Epub ahead of print)

13）Nousari HC, Ha VT, Laman SD, et al："Centripetal flagellate erythema"：a cutaneous manifestation associated with dermatomyositis. *J Rheumatol*, **26**(3)：692-695, 1999.

14）Okiyama N, Kohsaka H, Ueda N, et al：Seborrheic area erythema as a common skin manifestation in Japanese patients with dermatomyositis. *Dermatology*, **217**(4)：374-377, 2008.

MB Derma, **296**：41-47, 2020.

◆特集／“中毒疹”診断のロジックと治療
悪性リンパ腫でみられる中毒疹様皮疹

藤井一恭*

Key words：中毒疹（toxicoderma），血管免疫芽球性 T 細胞リンパ腫（angioimmunoblastic T-cell lymphoma），濾胞性ヘルパー T 細胞（T-follicular helper cell），成人 T 細胞白血病/リンパ腫（adult T-cell leukemia/lymphoma），モガムリズマブ（mogamulizumab）

Abstract 悪性リンパ腫の皮膚病変は正常の皮膚組織にリンパ腫細胞と非腫瘍性の炎症細胞が混在して形成されるため，中毒疹のような非特異的な症状を呈することがある．中毒疹をみたときに鑑別に挙げる必要のある悪性リンパ腫として，血管免疫芽球性 T 細胞性リンパ腫と成人 T 細胞白血病/リンパ腫がある．前者は濾胞性ヘルパー T 細胞由来の悪性リンパ腫で，腫瘍細胞の形質上，B 細胞の増殖，分化，活性化に伴う組織像や検査所見を呈するために，診断が難しい．後者は多彩な皮疹を呈し，中毒疹様の紅斑を呈することもある．治療は下山分類に則って行う．くすぶり型の場合はステロイド外用や紫外線療法など皮膚に特化した治療で軽快することもある．また，モガムリズマブによる皮膚障害でも中毒疹様の紅斑を呈することがある．

はじめに

悪性リンパ腫の皮膚病変は正常の皮膚組織にリンパ腫細胞と非腫瘍性の炎症細胞が混在して形成される．そのため，腫瘍細胞の浸潤が少ない場合には炎症細胞浸潤の所見が前面に出てしまい，臨床的にも組織学的にも炎症性皮膚疾患との鑑別が難しいことが多い．さらに，炎症細胞の浸潤も少ない場合，臨床的には斑状の紅斑や紅斑丘疹型の皮疹を呈し，組織学的にも非特異的な真皮浅層の血管周囲性の炎症細胞浸潤の所見しか得られず，ウイルス感染症に伴う紅斑や紅斑丘疹型の薬疹など，いわゆる中毒疹との鑑別が難しいことがある．皮膚悪性リンパ腫の代表的な疾患である菌状息肉症は，組織学的には非特異的な所見しか得られないことも多いが，臨床的にはアトピー性皮膚炎などとの鑑別が問題になることはあっても，中毒疹が鑑別に挙がることは少ない．中毒疹の皮膚

* Kazuyasu FUJII，〒890-8520 鹿児島市桜ケ丘
　8-35-1　鹿児島大学医学部皮膚科学教室，診療
　准教授

症状を呈する悪性リンパ腫として鑑別に挙がるものとして，血管免疫芽球性 T 細胞リンパ腫と成人 T 細胞白血病/リンパ腫がある．

血管免疫芽球性 T 細胞リンパ腫（angioimmunoblastic T-cell lymphoma；AITL）

以前は炎症性疾患として angioimmunoblastic lymphadenopathy with dysproteinemia, immunoblastic lymphadenopathy, lymphogranulomatosis X などの病名で報告されていたが，現在は末梢性 T 細胞リンパ腫の一型として認識され[1]，WHO 分類でも angioimmunoblastic T-cell lymphoma（AITL）の診断名で記載されている．AITL は末梢性 T 細胞リンパ腫の一型で，全身のリンパ節腫脹，肝脾腫，体重減少，自己免疫性溶血性貧血，多クローン性高ガンマグロブリン血症のほか，約半数の症例で皮疹を呈することが知られている．AITL は非ホジキンリンパ腫の 1〜2% を占め，アジアでは末梢性 T 細胞リンパ腫の18% を占める[2]．本邦における年間罹患者数は約 300 人で

ある[3].

AITL の腫瘍細胞は濾胞性ヘルパー T(T-follicular helper；Tfh)細胞類似の形質を持つ．Tfh 細胞は Th 細胞の一種で，リンパ濾胞に存在する B 細胞の機能に関与する CD4 陽性細胞のサブセットとして 2000 年に提唱され[4)5]，2009 年に Bcl-6 が Tfh 細胞の細胞系列特異的な転写因子であること[6]が明らかにされてから，一般に受け入れられるようになった．通常，リンパ節の胚中心に存在し，B 細胞の生存，増殖，形質細胞への分化，体細胞超変異，免疫グロブリンのクラススイッチ，細胞接着，細胞遊走[7]に寄与する．Tfh 細胞は C-X-C motif chemokine ligand 13(CXCL13)を産生し，B 細胞のリンパ濾胞に存在する胚中心への遊走を誘導する．さらに CXCL13 の受容体である C-X-C chemokine receptor type 5(CXCR5)も発現し，Tfh 細胞自体が胚中心に遊走することに関与している．Tfh 細胞は副刺激分子 inducible T cell co-stimulator(ICOS)を高発現し，Tfh 細胞の分化，活性化に重要な役割を果たす一方，免疫抑制分子 programmed cell death-1(PD-1)も高発現し，胚中心内での Tfh 細胞の活性化を制御する役割を果たしている．Tfh 細胞の産生する IL-21 により B 細胞の増殖，分化を誘導するとともに，Tfh 細胞表面に存在する CD40 リガンドは B 細胞に発現する CD40 を介して B 細胞の分化，クラススイッチを促進する．このように Tfh 細胞には B 細胞の増殖，分化，機能に影響を与えるため，Tfh 細胞の腫瘍である AITL は T 細胞系の腫瘍であるにもかかわらず B 細胞による炎症の所見を伴う．

AITL の最も頻度の高い症状は B 症状(発熱，体重減少，夜汗)とリンパ節腫脹である[1]．リンパ節腫脹は CT 所見上 3 cm までの小型のものが多く，positron emission tomography の画像所見では，FDG の集積は高いものから低いものまで様々である．70％の患者で骨髄浸潤を認め，早期で診断される患者は 10％程度[8]である．肝脾腫や皮膚症状も多くの症例で認める．一方，それ以外の節外病変を認めることは稀である．

検査所見では血沈の亢進やリウマチ因子や抗平滑筋抗体などの自己抗体の発現，免疫複合体の発現や寒冷凝集素症を伴うこともある[1]．異常タンパク血症も併発するが多クローン性のガンマグロブリン血症であることが多く，単クローン性であることは 10％程度で，単クローン性の形質細胞増多症を併発している場合に限られる．温式自己免疫性溶血性貧血を初発症状とする症例や高好酸球血症を伴う症例も報告されている．

皮膚病変はおおよそ半分の症例で認める[9]とされているが，Tokunaga ら[10]の本邦の 207 例の集積では皮疹を認めるのは 10％以下と少ない．Tokunaga らの報告では皮疹に関する記載がほとんどないために，本邦の AITL では皮疹を認める症例が少ないのか，組織学的に明らかな腫瘍細胞の浸潤を認めた症例のみを登録しているために少なくなっているのかは不明である．皮疹の性状はリンパ腫の浸潤を示唆する浸潤性の局面を呈することもあるが，ウイルス感染症に類似した非特異的な斑状丘疹状の皮疹を呈することが多い[9](図 1, 2)．膨疹や紫斑を呈することもある．AITL の経過中に皮疹が出没し，そのたびに皮疹の形状が異なることもある．抗生剤の投与後に皮疹が出現することも多く，その場合薬疹との鑑別が難しい[11]．感染症や膠原病，他のリンパ腫との鑑別が問題となることもある．皮疹が先行することも多いが[9]，多彩な臨床症状と非特異的な組織所見のため，リンパ節生検で診断が付く前に皮膚病変から AITL の診断を付けるのは難しい．

組織学的にはリンパ節では正常のリンパ節構造は破壊され，リンパ濾胞を認めないことが多い．その一方で腫瘍細胞は浸潤細胞の一部に過ぎず，免疫芽細胞，B 細胞，形質細胞，好酸球，組織球，類上皮細胞など多彩な細胞浸潤を認める．このため，以前は本疾患が腫瘍性疾患か，炎症性疾患か議論を呼んでいた．濾胞性樹状細胞や高内皮細静脈の増生も認め，Tfh 細胞は高内皮細静脈に近接して存在している[12]．腫瘍細胞が産生する CXCL13 が B 細胞の腫瘍組織への遊走に関わって

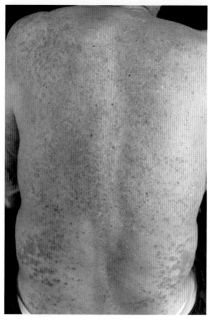

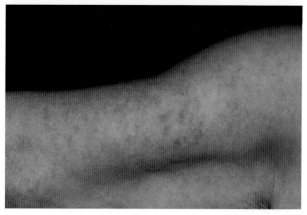

図 2. 70 歳代, 女性. AITL 患者の右上腕に生じた紅斑

図 1. 80 歳代, 男性. AITL 患者に生じた紅斑(岡山大学皮膚科 平井陽至先生提供)
上背部から背部中央にかけて紅色小丘疹が散在する一方, 腰部では皮疹の性状の異なる滲出性の紅斑を認める.

いると考えられる. 多くの症例で, 浸潤しているB細胞にEpstein-Barr virus-encoded small RNAs(EBER)陽性が確認できるが, これは免疫抑制状態を反映しているものと考えられている. 腫瘍細胞であるTfh細胞はEBER陰性である. 免疫組織学的には腫瘍細胞はCD3, CD4, CD5陽性で, T細胞受容体はα-β型である. CD7は陰性となることが多い[10]. 約20%の症例ではCD30が陽性[13]となる. Tfh関連抗原であるCD10, Bcl-6, PD-1, CXCL13, CXCR5, ICOS, SAPなども陽性となるが, Tokunagaら[10]による本邦の症例の解析では, 陽性率はCD10：30%, PD-1：62%, CXCL13：91%である. AITLでは *TET2*, *DNMT3A*, *IDH2* といったエピゲノム調節因子に高頻度に体細胞変異が認められる[14]ことも特徴である. またRhoファミリーGタンパク質をコードする *RHOA* 遺伝子の変異も高頻度に認められる[15].

皮膚病変の病理組織では異型リンパ球の密な浸潤を認めることもあるが, 少数の異型細胞を混じた軽度の血管周囲性細胞浸潤を認めるのみのことが多い. Martelら[9]はAITLの皮膚病変の組織所見を, ① 真皮浅層の軽度のリンパ球と好酸球浸潤に毛細血管の拡張が伴っているもの, ②①にリンパ球の異型を伴うもの, ③ 真皮浅層から深層にかけての密な異型リンパ球の浸潤に血管の過形成を伴うもの, ④ 血管炎の4つに分類している. 組織学的に軽度の炎症細胞浸潤を認めるだけの場合でも, PCRを用いたT細胞受容体γの遺伝子再構成の解析でモノクロナリティーが同定されることがある[9)16)17)]. 上述のようにAITLのリンパ節病変ではEBウイルスに感染した細胞がしばしば同定されるが, 皮膚ではEBER陽性細胞が同定されることは少ない[9)16)17)]. 免疫組織学的にはCXCL13やPD-1, Bcl-6が陽性となることが多い[16)17)].

AITLは一般に予後は悪く, 5年生存率は32%[18]である. 予後因子に関する検討では, international prognostic index(IPI)(年齢61歳以上, 血清LDH正常上限超, performance status(PS)2以上, 病期ⅢまたはⅣ期, 節外病変数2つ以上の5項目のうちの該当数)の有用性が示されており, IPIが0もしくは1の場合は5年生存率は56%であるが, 4以上の場合は25%まで下がる. また, Federicoら[2]はIPIのうち年齢(61歳以上), PS(2以上), 節外病変(2つ以上)のみが単因子としてoverall survival(OS)と関わること, それ以外にB症状の有無と血小板数15万/μL未満がOSと関わることを明らかにし, これら5因子をAITLの予後因子とした場合,1因子以下の場合は5年生存率44%,

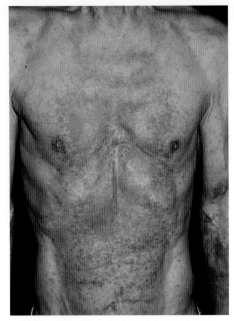

図 3. 70 歳代. ATLL 患者に生じた胸腹
部の紅斑
本症例はくすぶり型の ATLL であった.
紫外線療法と very strong クラスのステ
ロイド外用で消退した.

2 因子以上の場合は 24% で,有意差があると報告
している. Tokunaga ら[10)]の本邦症例のまとめで
は,発症年齢の中央値は 67 歳で欧米の報告と変わ
りなく,3 年後の OS は 54%,progression-free
survival は 38% で,IPI や PIT が OS の予測のマー
カーとなりうること,多変量解析の結果年齢(61
歳以上),白血球高値(10,000/μL 超),IgA 高値
(400 mg/dL 超),貧血,血小板減少症と節外病変
2 つ以上が OS に関して有意な所見であることを
明らかにしている. 治療は CHOP 療法が主体とな
るが,治療効果は必ずしも良好でない.

成人 T 細胞白血病/リンパ腫
(adult T-cell leukemia/lymphoma;ATLL)

ATLL は human T-cell lymphotropic virus
type I(HTLV-I)によるリンパ腫で,九州地区を
好発域とする T 細胞リンパ腫である. 本邦におけ
る HTLV-I キャリア数は約 108 万人[19)]と推定され
ている. HTLV-I の主な感染経路は母乳を介した
母子感染(垂直感染),性行為による水平感染,お
よび輸血であるが,水平感染による ATLL の発症

は稀である. 現在では輸血に関してスクリーニン
グ検査が行われており,感染することはない.
キャリアのうち生涯に ATLL を発症するリスク
は 5% 程度といわれている.

ATLL の病型分類は他の悪性リンパ腫の分類と
異なり下山分類が用いられ,急性型,リンパ腫型,
慢性型,よいくすぶり型の 4 型に分類されるが,
いずれの病型においても皮膚症状は認めうる.
ATLL 患者の約半数で皮疹を呈するが,その性状
は菌状息肉症と比べても多彩である[20)21)]. Sawada
ら[21)]は ATLL の皮膚症状を紅斑型,局面型,多発
丘疹型,紅皮症型,結節腫瘤型,紫斑型の 6 型に
分類している. 紅斑型はくすぶり型に多く,紅皮
症型は急性型に多い傾向はあるが,皮疹と下山分
類の間に合致する関係はない. 皮疹の性状は独立
した予後因子で,紅斑型や局面型の場合は結節腫
瘤型や腫瘤や丘疹などを形成するタイプよりも予
後がよい[21)]. 中毒疹様の皮疹(図 3)は一般に予後
のよい局面型か紅斑型に分類されると思われる
が,中毒疹様の皮膚症状を呈した急性型の ATLL
の報告例[22)23)]もある. 下山分類に基づいて病期分
類を行い,くすぶり型や予後不良因子のない慢性
型であれば,菌状息肉症の早期病変に準じた治療
(ステロイド外用や紫外線療法など)を選択する.
急性型やリンパ腫型,予後不良因子を伴った
ATLL であれば,全身化学療法や若年者であれば
移植の適応となる.

さらに ATLL では,モガムリズマブを使用した
際の皮膚障害(cutaneous adverse reaction;
CAR)も念頭に置いて経過観察する必要があ
る[24)]. モガムリズマブは ATLL の腫瘍細胞上に発
現している CC chemokine receptor 4(CCR4)を
ターゲットとしたモノクローナル抗体製剤で,高
い抗体依存性細胞障害活性を有する[25)]. ATLL は
多くの症例で腫瘍細胞に CCR4 が発現してお
り[26)],治療のキードラッグの 1 つである. CCR4 は
制御性 T 細胞(Treg)上にも発現しており[27)],モガ
ムリズマブの抗腫瘍効果のメカニズムには CCR4
陽性の腫瘍細胞に対する直接的な作用のほかに,

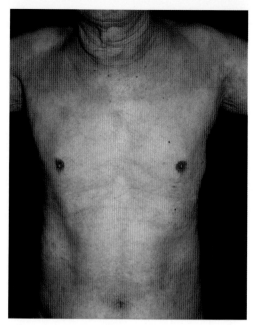

図 4. 70歳代. 急性型 ATLL 患者にモガムリ
　　　ズマブによる治療 40 日後に生じた紅斑
　この時点で ATLL は寛解しており，組織学的
にも腫瘍細胞は認めなかった. 皮疹はステロ
イドの全身投与で消退したが，減量しては再
燃することを繰り返している.

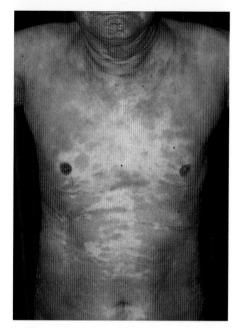

図 5. 図4と同一症例. 図4の50日後
　いったん消退後にプレドニン®を 15 mg/日まで
　減量したところ再燃した.

Treg 減少による細胞傷害性 T 細胞の機能亢進に
よる抗腫瘍効果[28]も指摘されている. モガムリズ
マブによる CAR の病変部では細胞傷害性分子を
発現した CD8 陽性細胞の存在が確認されており，
モガムリズマブによる CAR に薬剤に対する直接
的なアレルギー反応だけでなく，Treg 減少による
免疫反応の増強が関与している可能性がある. モ
ガムリズマブによる CAR には Stevens-Johnson
症候群のような重症の薬疹をきたす報告[29]もある
が，中毒疹様の紅斑をきたすこともある（図4）.
モガムリズマブを複数回投与後に皮疹を生じた
り，薬剤中止後も皮疹が遷延したり，いったん消
退後に再燃したりすること（図5）がモガムリズマ
ブによる CAR の特徴である. ATLL 患者にモガ
ムリズマブを使用した症例で皮疹を認めた際に
は，それが ATLL の浸潤によるものか，モガムリ
ズマブによる CAR によるものか明らかにする必
要がある. ATLL の浸潤の場合はさらに強度を強
めた抗腫瘍治療が必要なのに対し，CAR の場合は
ステロイドの全身投与などの免疫を抑制する治療

が必要となるため，両者の鑑別は非常に重要であ
る. 免疫組織学的に ATLL の腫瘍細胞の浸潤の場
合は CD4 陽性 CD25 陽性の腫瘍細胞が多数認めら
れるのに対して，CAR の場合は CD8 陽性細胞の
浸潤が主体で CD25 陽性細胞は認めても少数であ
る. モガムリズマブ投与後に CAR を発症した症
例のほうが予後がよく[30]，モガムリズマブによる
CAR の制御は ATLL 治療において皮膚科医に求
められる重要な役割である.

文　献

1) Lunning MA, Vose JM：Angioimmunoblastic T-
   cell lymphoma： the many-faced lymphoma.
   Blood, **129**（9）：1095-1102, 2017.
2) Federico M, et al：Clinicopathologic characteris-
   tics of angioimmunoblastic T-cell lymphoma：
   analysis of the international peripheral T-cell
   lymphoma project. *J Clin Oncol*, **31**（2）：240-246,
   2013.
3) 坂田(柳元)麻実子：血管免疫芽球性 T 細胞リンパ
   腫とその類縁疾患の診断と治療. 臨床血液, **60**
   （9）：1221-1228, 2019.
4) Schaerli P, et al：CXC chemokine receptor 5
   expression defines follicular homing T cells with

B cell helper function. *J Exp Med*, **192**(11)：
1553-1562, 2000.

5）Breitfeld D, et al：Follicular B helper T cells
express CXC chemokine receptor 5, localize to B
cell follicles, and support immunoglobulin pro-
duction. *J Exp Med*, **192**(11)：1545-1552, 2000.

6）Yu D, et al：The transcriptional repressor Bcl-6
directs T follicular helper cell lineage commit-
ment. *Immunity*, **31**(3)：457-468, 2009.

7）Crotty S：A brief history of T cell help to B cells.
Nat Rev Immunol, **15**(3)：185-189, 2015.

8）Cho YU, et al：Distinct features of angioimmuno-
blastic T-cell lymphoma with bone marrow
involvement. *Am J Clin Pathol*, **131**(5)：640-646,
2009.

9）Martel P, et al：Cutaneous involvement in
patients with angioimmunoblastic lymphadenop-
athy with dysproteinemia：a clinical, immuno-
histological, and molecular analysis. *Arch Der-
matol*, **136**(7)：881-886, 2000.

10）Tokunaga T, et al：Retrospective analysis of
prognostic factors for angioimmunoblastic T-cell
lymphoma：a multicenter cooperative study in
Japan. *Blood*, **119**(12)：2837-2843, 2012.

11）Han P, et al：Angioimmunoblastic T-cell lym-
phoma mimicking drug fever and infectious eti-
ology after a thyroidectomy：A case report.
Medicine(Baltimore), **98**(34)：e16932, 2019.

12）de Leval L, Gisselbrecht C, Gaulard P：Advances
in the understanding and management of angio-
immunoblastic T-cell lymphoma. *Br J Haematol*,
148(5)：673-689, 2010.

13）Sabattini E, et al：CD30 expression in peripheral
T-cell lymphomas. *Haematologica*, **98**(8)：e81-
e82, 2013.

14）Odejide O, et al：A targeted mutational land-
scape of angioimmunoblastic T-cell lymphoma.
Blood, **123**(9)：1293-1296, 2014.

15）Sakata-Yanagimoto M, et al：Somatic RHOA
mutation in angioimmunoblastic T cell lym-
phoma. *Nat Genet*, **46**(2)：171-175, 2014.

16）Botros N, et al：Cutaneous manifestations of
angioimmunoblastic T-cell lymphoma：clinical
and pathological characteristics. *Am J Dermato-
pathol*, **37**(4)：274-283, 2015.

17）Oishi N, et al：Cutaneous lesions of angioimmu-
noblastic T-cell lymphoma：Clinical, pathologi-

cal, and immunophenotypic features. *J Cutan
Pathol*, **46**(9)：637-644, 2019.

18）Vose J, et al：International peripheral T-cell and
natural killer/T-cell lymphoma study：pathol-
ogy findings and clinical outcomes. *J Clin Oncol*,
26(25)：4124-4130, 2008.

19）Satake M, Yamaguchi K, Tadokoro K：Current
prevalence of HTLV-1 in Japan as determined
by screening of blood donors. *J Med Virol*, **84**
(2)：327-335, 2012.

20）Setoyama M, Katahira Y, Kanzaki T：Clinico-
pathologic analysis of 124 cases of adult T-cell
leukemia/lymphoma with cutaneous manifesta-
tions：the smouldering type with skin manifes-
tations has a poorer prognosis than previously
thought. *J Dermatol*, **26**(12)：785-790, 1999.

21）Sawada Y, et al：Type of skin eruption is an
independent prognostic indicator for adult T-
cell leukemia/lymphoma. *Blood*, **117**(15)：3961-
3967, 2011.

22）井上梨沙子ほか：【リンフォーマ】臨床例 急性型
adult T-cell leukemia/lymphoma　中毒疹様の皮
膚症状を呈した例．皮膚病診療，**31**：545-548,
2009.

23）河崎真理奈，宮崎安洋，伊藤孝美：中毒疹様皮疹
を呈した急性型成人 T 細胞性白血病/リンパ腫の
1 例．皮膚臨床，**58**(9)：1443-1447，2016.

24）Yonekura K, et al：Effect of anti-CCR4 monoclo-
nal antibody(mogamulizumab)on adult T-cell
leukemia-lymphoma：cutaneous adverse reac-
tions may predict the prognosis. *J Dermatol*, **41**
(3)：239-244, 2014.

25）Ishii T, et al：Defucosylated humanized anti-
CCR4 monoclonal antibody KW-0761 as a novel
immunotherapeutic agent for adult T-cell leuke-
mia/lymphoma. *Clin Cancer Res*, **16**(5)：1520-
1531, 2010.

26）Ishida T, et al：Clinical significance of CCR4
expression in adult T-cell leukemia/lym-
phoma：its close association with skin involve-
ment and unfavorable outcome. *Clin Cancer
Res*, **9**(10 Pt 1)：3625-3634, 2003.

27）Iellem A, et al：Unique chemotactic response
profile and specific expression of chemokine
receptors CCR4 and CCR8 by CD4(＋)CD25
(＋)regulatory T cells. *J Exp Med*, **194**(6)：847-
853, 2001.

28) Sugiyama D, et al : Anti-CCR4 mAb selectively depletes effector-type FoxP3＋CD4＋regulatory T cells, evoking antitumor immune responses in humans. *Proc Natl Acad Sci U S A*, **110**(44) : 17945-17950, 2013.

29) Ishida T, et al : Stevens-Johnson Syndrome associated with mogamulizumab treatment of adult T-cell leukemia/lymphoma. *Cancer Sci*, **104** (5) : 647-650, 2013.

30) Tokunaga M, et al : Clinical significance of cutaneous adverse reaction to mogamulizumab in relapsed or refractory adult T-cell leukaemia-lymphoma. *Br J Haematol*, **181**(4) : 539-542, 2018.

MB Derma, 296：48-56, 2020.

◆特集／“中毒疹”診断のロジックと治療

ヘリコバクター・ピロリ菌除菌療法後にみられる皮疹

伊東孝政*

Key words：ヘリコバクター・ピロリ（*Helicobacter pylori*），薬疹（drug eruption），エクソソーム（exosome），マイクロバイオーム（microbiome），皮疹（eruption）

Abstract　*Helicobacter pylori*（HP）は主にヒトの胃に生息するグラム陰性のらせん桿菌である．HP は胃のみならず特発性血小板減少性紫斑病，鉄欠乏性貧血といった胃以外の臓器病変に関与していることが知られているが，その発症機序は不明な点が多い．近年，除菌療法の保険適用の拡大とともに皮疹の出現を認めることが報告されてきている．一般的には除菌に使用した薬剤による薬疹が考えられており，除菌に使用した薬剤の使用が禁止になることが多い．しかしながら，これらの症例において検査を施行するも原因薬剤を同定できなかった症例も報告されている．過去の報告では検査陰性例の皮疹の場合，薬疹は否定的であり，薬剤内服終了後に皮疹が出現している臨床経過からも別の機序の存在が推察されているが，詳細は解明されていない．本稿では，HP 除菌療法後に皮疹を認める症例において，薬剤ではなく HP が関与する可能性が示唆されたので報告する．

Helicobacter pylori について

Helicobacter pylori（HP）は 1983 年に Warren と Marshall によって発見された，主にヒトの胃に生息するらせん型のグラム陰性微好気性細菌である[1]．HP はウレアーゼと呼ばれる酵素を産生している．この酵素によって胃粘液中の尿素をアンモニアと二酸化炭素に分解し，生じたアンモニアで局所的に胃酸を中和することで，HP は胃に適応し生息している[2]~[4]．HP は世界人口の約 40～50%，本邦においても 40 歳以上の約 70% が保菌していると報告されている[1]~[5]．

HP の感染は，慢性胃炎，胃潰瘍，胃がんといった胃病変のみならず，特発性血小板減少性紫斑病（ITP）や鉄欠乏性貧血の原因となることや，急性冠症候群やインスリン抵抗性のリスク因子になるといった胃以外の臓器疾患にも深く関与している

ことが報告されている[5][6]（図 1）．

Helicobacter pylori 除菌療法後の皮疹について

HP 除菌療法として，2000 年 11 月に胃十二指腸潰瘍におけるピロリ感染症に対してランソプラゾール，アモキシシリン，クラリスロマイシンの 3 剤併用療法が保険適用となり，その後現在では，① 一次除菌療法としてプロトンポンプ阻害薬（ランソプラゾールまたはオメプラゾール），アモキシシリン，クラリスロマイシン，② 二次除菌療法としてプロトンポンプ阻害薬，アモキシシリン，メトロニダゾールが保険適用のある除菌療法となった[7]．

多剤併用 HP 除菌療法による副作用として，約 2～3 割に下痢・軟便などの軽微な消化器症状や味覚障害などの口腔内症状が起こることが多く報告されているが，近年，除菌療法の保険適用の拡大とともに，皮疹の出現を認めることが報告されてきている[8]~[12]．ピロリ除菌療法時において生じる

* Takamasa ITO，〒060-8638 札幌市北区北 15 条西 7 丁目　北海道大学大学院医学研究院皮膚科学教室

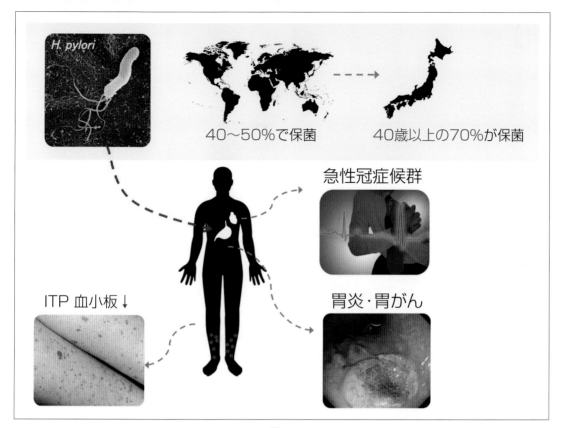

図 1.
HP 感染症は胃に感染し，胃疾患のみならず他臓器疾患にも深く関与している.

皮疹は，一般的には除菌に使用した薬剤による薬疹が考えられており，本邦においては2012年までに除菌療法後に皮疹が出現した症例は少なくとも32例が論文として報告されている．男女比は不明な1例を除き男性(10例)：女性(21例)＝1：2で女性に多く，発症年齢は22〜77歳(平均58.6歳)で50歳代に多く(13例)認められた．皮疹の病型分類では，播種状紅斑丘疹型(17例)，多形紅斑型(11例)の順に多く，その他，Stevens-Johnson型，アナフィラキシー型，固定薬疹，紅皮症型がそれぞれ1例ずつ報告されている．原因薬剤を特定する検査として，現在一般的に使用されているものとしてはパッチテスト，DLST，内服誘発試験などがあるが，これらの検査が陽性であった症例は22例あり，陰性例は9例，不明1例であった．

次に，薬剤同定試験が陽性であった症例(22例)と検査陰性例(9例)の比較をみてみると，薬疹症例(22例)では，薬剤内服開始から皮疹の出現まで

の期間が1〜14日(平均6.2日)であった．原因薬剤は重複例を含めアモキシシリンが21例(72.4%)で，ランソプラゾールが4例(13.8%)，クラリスロマイシンが3例(10.3%)，オメプラゾールが1例(3.4%)であり，アモキシシリンの頻度が最も高かった．原因薬剤検査陰性例(9例)は，薬剤内服から皮疹出現までの期間が7〜10日(平均8.9日)で，検査陽性例に比べ出現までの期間が長い傾向を認めており，内服終了後から皮疹が出現することが多かった．

これまでの報告では検査陰性例の皮疹の場合，薬疹は否定的であり，薬剤内服終了後に皮疹が出現していることから，Jarisch-Herxheimer様反応でないかと推察されている．その病態としては，病原の細菌が大量に死滅・破壊されて，細菌内部の毒素が血液に混入することが考えられており，血中においてTNF-αなどのサイトカインが上昇することが報告されている．今回のピロリ除菌療

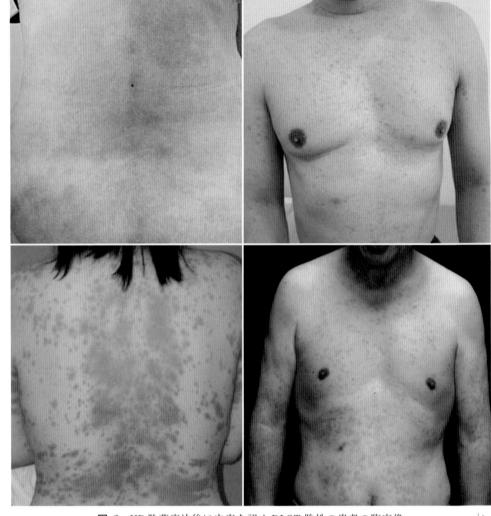

図 2. HP 除菌療法後に皮疹を認め DLST 陰性の患者の臨床像
躯幹を中心に略全身に浮腫性紅斑を認め，一部癒合している（patient 2, 10, 11）．
5〜10 mm 大の丘疹，紅斑を略全身に認める（patient 3）．

a	b
c	d

a：Patient 2　　　b：Patient 3　　　c：Patient 10　　　d：Patient 11

法後に出現した皮疹においても，ピロリ毒素自体によるものより，抗生剤によって死滅・破壊され変性したピロリの菌体成分による遅延アレルギー反応と考えられてきた[13]．

　HP 除菌療法後の皮疹は，一般的に除菌療法に使用される薬剤による薬疹と考えられるが，上述のとおり異なる臨床所見が散見される．そこで我々は，薬疹と異なった皮疹の存在を仮定し，機序解明を目指した．

1．患者背景

　HP 除菌療法後に皮疹を認めた症例 15 例に対して被疑薬 3 剤を用いて DLST を施行した．DLST によって原因薬剤を同定した症例は 2 名であり，残り 13 名は DLST を 3 回以上繰り返すも原因薬剤を同定できなかった．次に，HP 除菌療法後に皮疹を認め DLST 陰性の症例における臨床像を検討した．皮疹はいずれの患者も多形紅斑型または播種状丘疹紅斑型であり，薬疹との明らかな相違点は認めなかった（図 2）．LTT 陰性例の皮膚病理組織像は表皮真皮境界部に液状変性，真皮浅層にリンパ球を主体とした炎症細胞浸潤を認めており，LTT 陽性例（薬疹）と比較して明らかな相違は認められなかった（図 3）．HP 除菌療法後に皮疹を認め DLST が陰性であった症例の多くが内服開始

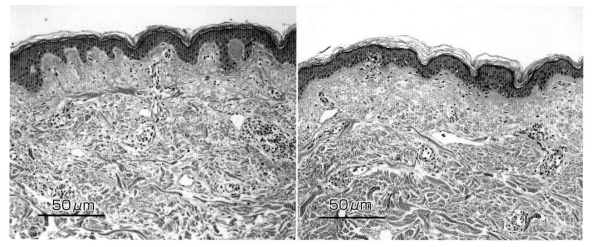

a．LTT 陰性例　　　　　　　　　　　　　　b．LTT 陽性例（薬疹）

図 3．HP 除菌療法後に皮疹を認め DLST 陰性の例と陽性例（薬疹）の皮膚病理組織像の比較
表皮真皮境界部に軽度の液状変性と，真皮血管周囲にリンパ球を主体とした炎症細胞浸潤を認める．

表 1．ピロリ除菌療法後に皮疹を認めた患者の除菌療法に使用した薬剤と DLST の結果

	Age (yrs.)	Sex	Interval from start of treatment to onset(days)	Medications	Result of drug LTTs
Patient 1	66	F	11	ACL	All negative (5 times)
Patient 2	72	F	10	ACL	All negative (3 times)
Patient 3	46	M	10	ACR	All negative (3 times)
Patient 4	30	F	10	ACR	All negative (3 times)
Patient 5	62	F	10	ACV	All negative (3 times)
Patient 6	64	M	10	ACR	All negative (3 times)
Patient 7	70	F	9	ACL	All negative (3 times)
Patient 8	74	F	9	ACL	All negative (3 times)
Patient 9	61	F	9	ACR	Amoxicillin (226%)
Patient 10	42	F	8	ACL	All negative (3 times)
Patient 11	74	M	8	ACL	All negative (4 times)
Patient 12	73	F	7	ACR	Rabeprazole (232%)
Patient 13	65	F	4	ACL	All negative (3 times)
Patient 14	60	F	4	ACR	All negative (3 times)
Patient 15	75	F	4	ACL	All negative (3 times)

LTTs：lymphocyte stimulation tests/ACL：Amoxicillin, Clarithromycin and Lansoprazole/ACR：Amoxicillin, Clarithromycin and Rabeprazole/ACV：Amoxicillin, Clarithromycin and Vonoprazan

から皮疹発症までに 7 日以上を要している，つまり，HP 除菌療法内服終了後から皮疹を認めていた（表1）．

2．免疫学的な手法による検討

次に，HP 除菌療法後に皮疹を認め DLST 陰性の患者，HP 除菌療法後に皮疹を認めなかった患者，HP 非保菌者から単離した PBMC に HP, *E. coli*, PBS をそれぞれ添加し，培養上清中のサイトカインを測定した．HP 除菌療法後に皮疹を認め DLST 陰性の患者において，HP を添加した際に他の群と比較して IL-2, IL-4, IL-6, IFN-γ, TNF-α が有意に上昇していた．また，lymphocyte stimulation test（LST）と ELISpot（IFN-γ）を用いて評価したところ，HP を添加した際に，少

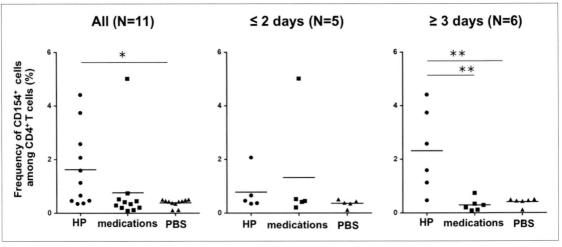

図 4. フローサイトメトリーを用いた CD154 陽性 T 細胞の発現解析
HP 除菌療法後に皮疹を認め DLST が陰性であった患者 PBMC 11 例に HP を添加した群は，薬剤または PBS を添加した群と比較し CD154 陽性 CD4 陽性 T 細胞の割合が有意な増加を認める．内服終了 3 日後以降に皮疹を認めた患者 PBMC 6 例を用いて検討した際に，HP を添加した群で，より有意な差を認めた．一方，皮疹出現が内服終了 2 日以内に皮疹を認めた患者 PBMC 5 例において有意差は認めない(* : P<0.01, ** : P<0.0001)．

数ではあるが陽性例を認めた．HP 除菌療法後に皮疹を認め DLST 陰性の患者において，HP を抗原とした特異的な反応の存在が示唆された．

上述したように HP 除菌療法後に皮疹を認め DLST 陰性の患者において，HP を抗原とした特異的な反応の存在を示唆するデータを得たが，陽性例が少ないこともあり，より感度の高いフローサイトメトリーを用いて CD154 の発現を評価した[14]．HP 除菌療法後に皮疹を認め DLST 陰性の患者 11 名から回収した PBMC に HP，PBS，薬剤をそれぞれ加えた際の CD154 の発現を評価した結果を図 4 に示す．PBS を加えた際に比べ，HP を加えた際に CD154 陽性 CD4 陽性 T 細胞の割合の上昇を有意に認めた．薬剤を加えた 1 例において CD154 陽性 CD4 陽性 T 細胞の割合の増加を認め，この症例に関しては薬疹と考えた．また，皮疹の出現時期によって 2 群に分け同様の解析を行ったところ，皮疹出現が内服終了 3 日後以降の群において，HP を添加した際に CD154 陽性 CD4 陽性 T 細胞の割合の増加をより有意に認めた．しかし，皮疹出現が内服終了 2 日以内の群においては HP を添加した際と PBS を添加した際との間に有意差は認めなかった(図 4)．つまり，HP 除菌療法後に皮疹を認め DLST 陰性の患者で，特に内服

終了 3 日以降に皮疹を認めた症例において HP 特異的な反応が生じている可能性が示唆された．

3．患者血清内の抗原検索

上述したように HP 除菌療法後に皮疹を認めた患者において，HP 特異的な反応の存在が示唆された．次に，この反応を引き起こす抗原が患者血清内に存在するか検討した．近年，HP 保菌胃がん患者の血清エクソソーム内に HP 特異的タンパクの存在が報告されている[15]．そこで，本研究において HP 除菌療法に皮疹を認め DLST 陰性の患者の，皮疹出現時に採取した血清エクソソーム内における HP 特異的なタンパクの有無について検討した．すると，HP 非保菌者(n=5)，HP 除菌療法後に皮疹を認めなかった症例(n=1)の血清エクソソーム中に HP 特異的なタンパクを認めなかったのに対して，HP 除菌療法後に皮疹を認めた患者(n=4)の皮疹出現時に回収した血清エクソソーム全例において HP 特異的なタンパクの存在を認めた(表 2)．

次に，HP 特異的タンパクを含んだエクソソームが，HP 除菌療法後に皮疹を認めた患者 PBMC において CD154 陽性 CD4 陽性 T 細胞の増加を引き起こすか検討した．前述した皮疹出現時の患者血清から抽出したエクソソームを回収する方法で

表 2. 超遠心法を用いた HP 除菌療法後に皮疹を認め DLST 陰性の患者血清エクソ
　　　ソーム内における HP 特異的タンパク解析

HP 除菌療法後に皮疹を認めた患者の皮疹出現時に回収した血清エクソソーム 4 例中 4
例（100％）において HP 特異的なタンパクの存在を認めた．HP 非保菌者 5 例と HP 除
菌療法後に皮疹を認めなかった患者 1 例の血清エクソソーム中においては，HP 特異的
なペプチドを認めない．

	Time Interval from start of treatment to onset(days)	*H. pylori* infection	Skin rash	Number of protein	
				(*H. pylori*)	(*Human*)
Control 1	−	−	−	0	734
Control 2	−	−	−	0	581
Control 3	−	−	−	0	350
Control 4	−	−	−	0	616
Control 5	−	−	−	0	526
Control 6	−	+	−	0	911
Patient 3	Day 10	+	+	20	493
Patient 5	Day 10	+	+	19	463
Patient 7	Day 9	+	+	18	466
Patient 11	Day 8	+	+	19	438

＋：positive，−：negative

は血清サンプル量保存量の関係上，抽出量に限界
があるため患者単球由来樹状細胞（MDDC）を用
いてエクソソームを回収することとした．回収し
たエクソソーム内に HP 特異的タンパクが存在す
ることをプロテオーム解析にて確認後に，この回
収したエクソソームが実際に HP 除菌療法後に皮
疹を認めた患者 PBMC（エクソソーム抽出に用い
た患者と同一患者）において，HP 特異的な反応を
誘導しているかフローサイトメトリーを用いて検
討した．その結果，HP 除菌療法後に皮疹を認め
DLST 陰性であった患者 5 例中 2 例において，PBS
または薬剤添加患者 MDDC 培養上清から抽出し
たエクソソーム EVs（PBS）/EVs（medications）を
添加した際に比較して，HP 添加患者 MDDC 培養
上清から抽出したエクソソームを添加した患者
PBMC では CD154 陽性 CD4 陽性 T 細胞の増加を
認めた．一方，薬剤または PBS 添加患者 MDDC
培養上清から抽出したエクソソーム EVs（PBS）/
EVs（medications）を添加した際にいずれの患者
PBMC においても CD154 陽性 CD4 陽性 T 細胞数
に変化は認められなかった．以上の結果から，HP
除菌療法後に皮疹を認め DLST 陰性の患者におい
て，HP ペプチドを含有するエクソソームを介し

た抗原特異的な反応の存在が示唆された．

4．考　察

　本研究において，HP 除菌療法後に皮疹を認め
DLST が陰性である症例の一部では，除菌療法に
用いられる薬剤による薬疹ではなく，HP に対す
る抗原特異的な反応によって生じている症例が含
まれていることが示唆された．複数の抗原特異的
な反応を評価する実験系を用いたところ，HP 除
菌療法後に皮疹を認め DLST が陰性である症例
PBMC に HP を添加した際に，抗原特異的反応を
示すことがわかった．興味深いことに，HP 除菌
療法後に皮疹を認め DLST 陰性症例の皮疹出現時
に採取した血清から回収したエクソソーム中にお
いて，HP ペプチドが存在することを同定した．
近年，HP 感染胃がん患者血清エクソソームにお
いて HP ペプチドが同定されている[15]．しかし，
HP 保菌者における胃以外の臓器障害を引き起こ
す機序に関与している可能性が示唆されている
が，詳細な検討は明らかになっていない．また，
本研究において先述した回収された患者由来エク
ソソームを用いて，少数例ながら HP 抗原特異的
な反応を引き起こすことを示した．これらの結果
は，細菌によるアレルギーを同定することで，従

来薬疹とされ使用が避けられていた薬剤を使用できる可能性をもたらし，臨床的に有用性が高いと考える．

薬剤による副作用による皮疹，つまりcADR（cutaneous adverse drug reaction）は体内に摂取された薬剤，あるいは薬剤がハプテンとして血清タンパクなどと結合した薬剤複合体が抗原性を獲得することで抗原特異的な機序を介する[16][17]．cADRは他の薬剤に比べて抗生剤によって生じることが多いと報告されている[18][19]．原因薬剤を同定することが必要であるが，パッチテストやDLSTは確固たる診断方法とはなっていない．原因薬剤同定方法のなかにおいては，内服誘発試験が原因薬剤同定方法として最も有効であるが，実臨床では行うことで皮疹を誘発することもあり慎重な検討が必要である[20][21]．したがって，細菌による皮膚反応を伴う症例においてDLSTとパッチテストの検査は陰性となりうる．一方，病原性細菌が残っており抗生剤によって分解されるならば，内服誘発試験は陽性を呈することが推察される．本研究において，LST，サイトカイン測定，ELISpot（IFN-γ），フローサイトメトリー（CD154陽性T細胞）といった複数の実験系を用いることで，HP抗原特異的な反応の存在を示した．特にフローサイトメトリーを用いたCD154陽性T細胞の評価では，薬剤とHPを介したアレルギー反応の区別に有用であった．これらの結果は，細菌によるアレルギーを同定することで，従来薬疹とされ使用が避けられていた薬剤を使用できる可能性をもたらし，臨床的に有用性が高いと考える．

抗生物質によるcADRは交差反応性を示す．交差反応には2つのタイプがある．すなわちアナフィラキシーを引き起こすIgE媒介性の即時型過敏症，および斑状紅斑および多形紅斑などの非即時性の皮膚反応をもたらすT細胞媒介遅延過敏症である．最近の報告では，β-ラクタム系（特にペニシリン）に遅発型過敏反応を持つ患者の5.5%に，イミペネム・シラスタチンに対して遅発型過敏症を持つ交差反応を認めることが報告され

ている[22]．一方，他の研究においてペニシリンとカルバペネムの間の遅延過敏症において臨床的に有意な交差反応性がなく，すべての被験者で行ったパッチテストと内服誘発試験は陰性であったと報告されている[23]．本研究の結果は，遅延過敏症におけるいくつかの臨床的な「交差反応性」は真の交差反応性ではなく，すなわち抗菌剤によって媒介されることを示唆している．細菌に対する特異的な過敏症を有する個体は抗生物質使用の結果として免疫反応を発症し，ときには皮膚発疹を発症しており，したがってDLSTなどの過敏症の同定を試みる試験において代替の抗生物質に対して陰性である可能性が考えられる．

本研究において患者血清エクソソーム中にHPペプチドが存在し，特定の免疫反応を誘発する可能性を有することを認めた．この結果は免疫系と腸内細菌との関係を示唆している．HP保菌者において抗HP抗体はしばしば検出される[24][25]．これは死滅したHP（分解されたHP）が免疫系によって絶えず吸収，認識されることを示している．今回，我々が認めた現象が生じる理由として，HP除菌療法により分解された大量のHPが小腸にて吸収された結果，血清エクソソーム中のHP成分が増加し，CD4陽性T細胞を介した免疫反応を誘導するという機序の可能性を考えた．HPは胃において貪食細胞による貪食に対して抵抗性を示す一方，小腸においては形態変化（coccoid form）をきたし易貪食性を示すことが報告されている[26]．本研究においてもHP保菌者患者血清エクソソームの除菌前後における定量解析を試みたが，血清サンプル量に制限があり十分な結果が得られなかった（未掲載データ）．

本研究では，HP除菌療法後に皮疹を認めDLST陰性の患者血清エクソソーム中のHPペプチドを同定した．しかし，検出されたペプチドは多岐にわたっており，特定のペプチドを患者間で認めることはできなかった．また，cADRの発症機序においてHLAハプロタイプが密接に関連することが知られている[27]．HP介在性に皮疹を発症した

症例においても HLA ハプロタイプに依存する可能性があるが，一部の患者(n＝3)では HLA-ABC または DR の特異的な対立遺伝子は検出されなかった(未掲載データ)．HP 媒介性皮膚発疹症例において，HLA 対立遺伝子とペプチドの特異的な組み合わせが存在するかが今後の課題である．

5．まとめ

本研究によって HP 除菌療法後に皮疹を認めた患者において，HP 成分を含んだエクソソームを介した抗原特異的な反応が生じている可能性を示した．本研究で用いた HP 感受性を同定する免疫学的手法は抗生物質過敏症と区別するための有用な手法となり得る．

文　献

1) Marshall BJ, Warren JR：Unidentified curved bacilli in the stomach of patients with gastritis and peptic ulceration. *Lancet*, **1**： 1311-1315, 1984.

2) Uemura N, Okamoto S, Yamamoto S, et al：*Helicobacter pylori* infection and the development of gastric cancer. *N Engl J Med*, **345**：784-789, 2001.

3) Fukase K, Kato M, Kikuchi S, et al：Effect of eradication of *Helicobacter pylori* on incidence of metachronous gastric carcinoma after endoscopic resection of early gastric cancer：an open-label, randomised controlled trial. *Lancet*, **372**：392-397, 2008.

4) Suerbaum S, Michetti P：*Helicobacter pylori* infection. *N Engl J Med*, **347**：1175-1186, 2002.

5) Goni E, Franceschi F：*Helicobacter pylori* and extragastric diseases. *Helicobacter*, **1**： 45-48, 2016.

6) Bohr UR, Annibale B, Franceschi F, et al：Extragastric manifestations of *Helicobacter pylori* infection—other Helicobacters. *Helicobacter*, **1**： 40-46, 2015.

7) 日本ヘリコバクター学会ガイドライン作成委員会(編)：*H. pylori* 感染の診断と治療のガイドライン 2016 年改訂版，先端医学社，2016.

8) 市川竜太郎，伊藤絵里子，寺尾　浩ほか：ヘリコバクター・ピロリ除菌療法による多形紅斑型薬疹の 5 例．日皮会誌，**118**：1527-1532，2008.

9) 福田英嗣，早乙女敦子，宇佐美奈央ほか：*Helicobacter pylori* 除菌後に皮疹を生じた 1 例．皮膚臨床，**8**：613-615，2012.

10) 平野郁代，袖本衣代，八田尚人：ピロリ菌除菌中に発症した薬疹．皮膚病診療，**30**：499-502，2008.

11) 吉見宣子，栗木安弘，夏秋　優ほか：ヘリコバクター・ピロリ除菌療法による薬疹の 4 例．皮膚の科学，**8**：313-317，2009.

12) 大井三恵子，種瀬朋美，石井敏直：ヘリコバクター・ピロリ除菌療法後に生じたアモキシシリン(パセトシン)による多型滲出性紅斑型薬疹．*J Environ Dermatol*, **2**：375，2008.

13) 伊東孝政，阿部理一郎：除菌治療による薬疹．*The GI Forefront*, **10**：130-132，2015.

14) Frentsch M, Arbach O, Kirchhoff D, et al：Direct access to CD4＋T cells specific for defined antigens according to CD154 expression. *Nat Med*, **11**：1118-1124, 2005.

15) Shimoda A, Ueda K, Nishiumi S, et al：Exosomes as nanocarriers for systemic delivery of the *Helicobacter pylori* virulence factor CagA. *Sci Rep*, **6**：18346, 2016.

16) Pichler WJ, Daubner B, Kawabata T, et al：Drug hypersensitivity：flare-up reactions, cross-reactivity and multiple drug hypersensitivity. *J Dermatol*, **38**：216-221, 2011.

17) Kanny G, Pichler W, Morisset M, et al：T cell-mediatedreactions to iodinated contrast media： evaluation by skinand lymphocyte activation tests. *J Allergy Clin Immunol*, **115**：179-185, 2011.

18) Takahashi R, Kano Y, Yamazaki Y, et al：Defective regulatory T cells inpatients with severe drug eruptions：timing of the dysfunction is associated with the pathological phenotype and outcome. *J Immunol*, **182**：8071-8079, 2009.

19) Roujeau JC：Clinical heterogeneity of drug hypersensitivity. *Toxicology*, **209**：123-129, 2005.

20) Ardern-Jones MR, Lee HY：Benign Cutaneous Adverse Reactions to Drugs. Rook's textbook of Dermatology, 9th ed (Griffiths C, et al eds), Oxford, England：Wiley-Blackwell, 118. pp. 1-2, 2016.

21) Romano A, Quaratino D, Di Fonso M, et al：A diagnostic protocol for evaluating nonimmediate

reactions to aminopenicillins. *J Allergy Clin Immunol*, **103** : 1186-1190, 1999.

22) Schnyder B, Pichler WJ : Nonimmediate drug allergy : diagnostic benefit of skin testing and practical approach. *J Allergy Clin Immunol*, **129** : 1170-1171, 2012.

23) Schiavino D, Nucera E, Lombardo C, et al : Cross-reactivity and tolerability of imipenem in patients with delayed-type, cell-mediated hypersensitivity to beta-lactams. *Allergy*, **64** : 1644-1648, 2008.

24) Romano A, Gaeta F, Valluzzi RL, et al : Absence of cross-reactivity to carbapenems in patients with delayed hypersensitivity to penicillins. *Allergy*, **68** : 1618-1621, 2013.

25) Malfertheiner P, Megraud F, O'Morain CA, et al : Management of *Helicobacter pylori* infection—the Maastricht IV/Florence Consensus Report. *Gut*, **61** : 646-664, 2012.

26) Chey WD, Wong BC : Practice Parameters Committee of the American College of Gastroenterology. *Am J Gastroenterol*, **102** : 1808-1825, 2007.

27) Nagai S, Mimuro H, Yamada T, et al : Role of Peyer's patches in the induction of *Helicobacter pylori*-induced gastritis. *Proc Natl Acad Sci USA*, **104** : 8971-8976, 2007.

28) Chung WH, Wang CW, Dao RL : Severe cutaneous adverse drug reactions. *J Dermatol*, **43** : 758-766, 2016.

MB Derma, 296：57-60, 2020.

◆特集／"中毒疹"診断のロジックと治療

食物摂取による中毒疹

鈴木丈雄*　阿部理一郎**

Key words：食物アレルギー（food allergy），中毒疹（toxicoderma），パッチテスト（patch test），全身性接触皮膚炎（systemic contact dermatitis），金属アレルギー（metal allergy）

Abstract　中毒疹は薬剤や感染によるものが多いが，食物摂取により生じることもある．食物アレルギーは即時型のアレルギー反応であることが多いが，中毒疹様皮疹の出現は遅延型アレルギー反応と考えられる．遅延型アレルギーであれば原因の特定にはパッチテストが第一選択である．また，金属の経口摂取により全身性接触皮膚炎を生じることがあり，これも中毒疹様皮疹と考えられる．ここでは食物や金属の経口摂取による中毒疹の概説と，検査方法，検査後の対応について説明する．

はじめに

中毒疹は急性発疹症の総称であり，薬剤，細菌，ウイルスのほか，食物や金属の摂取により生じることがある．食物や金属による中毒疹様皮疹は原因を特定しない限り，持続的に摂取してしまう可能性があるため，原因の特定が非常に重要である．

この稿では，食物や金属による中毒疹の解説と必要な検査，さらに金属制限食が有効であった症例について述べる．

食物摂取による中毒疹

中毒疹の原因は，一般的には薬剤や感染症であることが多いが，食物も原因となり得る．渡邉らは，イチゴとトマトの異なる食物を摂取して四肢，臀部，頰粘膜など様々な部位に多形滲出性紅斑を繰り返した症例を報告している[1]が，食物摂取により同じ部位に繰り返し皮疹を生じる固定食物疹の報告が多い．固定食物疹の臨床像は固定薬

疹と同様，比較的境界明瞭な色素斑として認められる．原因食物摂取により色素斑部に一致して発赤を認め，瘙痒，刺激感を伴う．全身どこにでも発症し，固定薬疹よりも時間を要する例もみられる．誘発後，1週間前後で色素斑を残して軽快する．発症機序はいまだ解明されていないが，固定薬疹と類似の機序が考えられる．固定薬疹では原因薬剤内服後，病変部表皮内に常在するCD8陽性T細胞が活性化されて病変を生じる．その際，マスト細胞からのTNF-αが重要な役割を担っていると考えられている．マスト細胞はIgEのほか，様々な物質で活性化されて脱顆粒を起こすことが知られているので，マスト細胞を脱顆粒させる食物が摂取されることで固定疹が生じる可能性がある[2]．固定食物疹としてレンズ豆[3]，イカ[4]，ピーナッツとカシューナッツ[5]，イクラ[6]，合成着色料のタートラジン[6]，トニックウォーターに含まれる添加物のキニーネ[7]などが報告されている．他にも，アロエを継続的に摂取することで体幹四肢に貨幣状湿疹を発症した例[8]や，プロポリスの摂取により紅皮症に進展した症例や口唇腫脹や舌に潰瘍が出現した例[9]が報告されている．

シイタケ皮膚炎は，含有物質であるレンチナンなどによる中毒もしくは後述する全身性接触皮膚

*　Takeo SUZUKI，〒951-8510　新潟市中央区旭町通1-757　新潟大学大学院医歯学総合研究科分子細胞医学専攻細胞機能講座皮膚科学分野
**　Riichiro ABE，同，教授

炎の1つと考えられている．シイタケ摂取1〜4日後に体幹・四肢に粟粒大〜半米粒大の紅斑・紅色丘疹が播種性もしくは集簇性にみられる．瘙痒が強く，搔破部に一致して出現する線状の紅斑が特徴である．生シイタケの摂取で生じることが多いが，乾燥したシイタケを浸した水や乾燥シイタケでも発症することがある[10]．

食物摂取による中毒疹の原因特定には，疑われる食物を摂取して皮疹の再燃の有無を確認することが確実である．しかし，食物摂取による皮膚症状が強く出現した患者では，まずプリックテストやパッチテストを行い，陰性であった場合に疑わしい食物を摂取することが望ましい．

金属摂取による中毒疹

アレルゲンの経口摂取により汗疱などの皮疹を生じることがあるが，これを全身性接触皮膚炎という．全身性接触皮膚炎とは，過去に接触皮膚炎を起こしたアレルゲンが，非経皮的(経口，経気道的)に全身性に吸収されることで惹起され，湿疹，汗疱，汎発性紅斑丘疹小水疱性発疹，多形紅斑，血管炎などの臨床症状を呈する．全身性接触皮膚炎の原因物質は水銀や金属含有食物のほか，ヨード，ヨウ素，パラベン，ギンナン，茶葉，タバコ，ホルマリンなどがある[11]が，金属の経口摂取による全身性接触皮膚炎は全身型金属アレルギーともいわれる．皮疹の性状としては汗疱状湿疹，異汗性湿疹，多形慢性痒疹，扁平苔癬，アトピー性皮膚炎様，紅皮症など，他の全身性接触皮膚炎と比べて慢性的な皮疹を呈することが多い．

これらの原因特定のためにパッチテストは重要な検査であるが，それでも陽性が証明されない場合はニッケル，コバルト，クロムなどのアレルギーの頻度の高い金属の内服テストを行うことで陽性となることがある．

当科で異汗性湿疹に対して，パッチテスト陽性の金属を含有する食物の摂取を制限したことで，皮膚症状が軽快した例を提示する．

42歳，女性．喫煙なし．指輪やネックレスなど金属の接触皮膚炎の既往あり．歯科金属なし．チョコレートやナッツ類はほぼ毎日摂取していた．初診3か月前より手足に鱗屑，紅斑，水疱および膿疱が出現した．近医皮膚科を受診し，ステロイド外用と抗ヒスタミン薬内服を行うも，症状が軽快せず当科紹介となった．初診時，両手掌に鱗屑を伴う紅斑と水疱痕，両足底に鱗屑を伴う紅斑と水疱，膿疱がみられた(図1)．異汗性湿疹を考え，金属アレルギーの有無を調べるためにパッチテストを施行した．ICDRGの基準に従って判定を行ったところ，48時間，72時間判定でニッケルが陽性であった(図2)．ニッケルを含むチョコレートやナッツ類の摂取を控えるよう指導したところ，2か月後には皮疹は軽快した(図3)．その後，チョコレートやエダマメを摂取した際に皮疹は悪化したが，再び摂取を控えたところ症状は軽快した．金属制限指導の前後で外用治療も継続していたが，金属含有食の摂取の有無で皮疹の増悪と軽快がみられたことより，ニッケルによる全身型金属アレルギーと診断した．

金属制限について

ニッケル，コバルト，クロムは人体にとって必要な必須金属であるが，食物中に含まれるこれらの金属の摂取で全身型金属アレルギーを起こすことがある．

当科では，パッチテストで上記金属が陽性だった患者に金属含有食をまとめた表を渡している(表1)．自験例のように，パッチテスト陽性であった金属を含む食品を連日摂取している場合には摂取制限について指導するが，そうでない場合には制限を行わない．また，数か月摂取制限を行っても効果がみられない場合は中止するべきである．その場合は金属の吸収をキレートする目的でミノサイクリンの内服が有効なこともある[12]．アレルゲンである金属を少量継続摂取する減感作療法についての報告もある[13]が，有効性については確立していない．

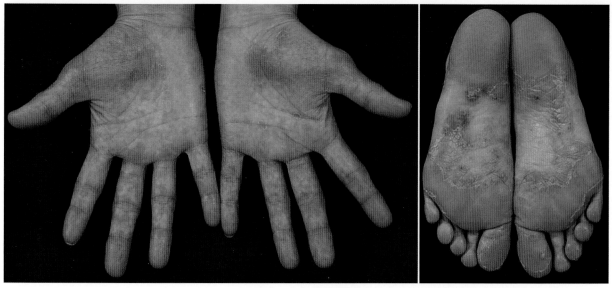

図 1. 初診時臨床像
両手掌に鱗屑を伴う紅斑と水疱痕が，両足底に鱗屑を伴う紅斑と水疱，膿疱がみられた．

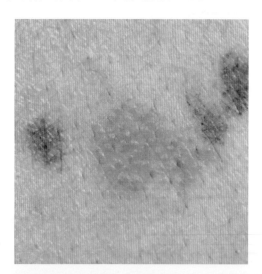

図 2.
パッチテストでニッケルが陽性であった．

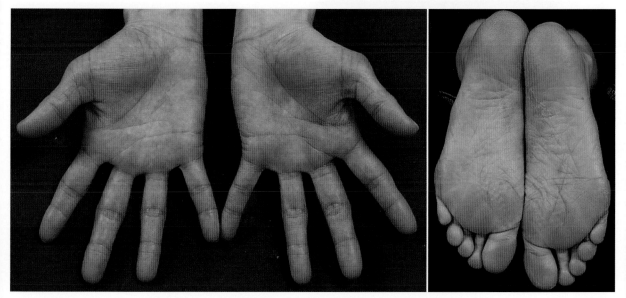

図 3. ニッケル含有食物の摂取制限指導後に皮疹は軽快した．

表 1.

<ニッケルを多く含む食品・嗜好品>

穀　類	玄米・胚芽米，小麦麦芽，ソバ，オートミール
豆　類	すべて(ピーナッツ，枝豆など)
海藻類	すべて(わかめ，ひじき，海苔，昆布など)
野　菜	ほうれん草，かぼちゃ，レタス，キャベツ，マッシュルーム
調味料	香辛料，ふくらし粉
飲み物	ワイン，紅茶，ココア
菓　子	チョコレート
漢　方	大黄末
嗜好品	タバコ
その他	缶詰食品・飲料(ステンレス缶)，朝一番の水道水

<コバルトを多く含む食品>

豆　類	大豆，小豆，ナッツ
海藻類	ひじき，わかめ，昆布
乳製品	牛乳，チーズ
魚介類	帆立貝，あさり，はまぐり，いりこ
飲み物	ビール，牛乳，ココア，コーヒー，紅茶
きのこ類	きくらげ
その他	卵，キャベツ，チョコレート

<クロムを含む食品>

野　菜	馬鈴薯，たまねぎ，マッシュルーム
果　物	りんご
調味料	香辛料
飲み物	ココア，紅茶
その他	缶詰食品・飲料(ステンレス缶)，朝一番の水道水

まとめ

　食物や金属の摂取による中毒疹は，広く知れ渡っているとは言い難く，かなりの症例が見逃されていると思われる．原因薬剤が特定できない固定疹や繰り返す難治性の湿疹病変に対しては，食物や金属も原因となり得ることを念頭に置き，詳細な問診と皮膚テストを行い，場合に応じて摂取制限を指導することが重要である．

文　献

1) 渡邉昌彦，相場節也，照井　正：イチゴおよびト

マトの摂取で誘発された多形滲出性紅斑．皮膚臨床，**50**(5)：631-634，2008.

2) 水川良子：固定食物疹(FEE)．皮膚アレルギーフロンティア，**1**(2)：124，2003.

3) Yanguas I, Oleaga JM, Goday JJ, et al：Fixed food eruption caused by lentils. *J Am Acad Dermatol*, **38**(4)：640-641, 1998.

4) 角田孝彦，渡邉昌彦，井口牧子ほか：イカによると考えられる中毒疹(固定疹)の1例．皮膚臨床，**43**(2)：332-333，2001.

5) Parker AL, Pinson ML, Wohltmann WE, et al：Fixed food eruption caused by peanut and cashew：A case report and review of the literature. *J Allergy Clin Immunol Pract*, **3**(1)：119-122, 2015.

6) 宮澤　仁：イクラ摂取により繰り返し両手に皮疹を生じた症例．皮膚病診療，**29**(4)：401-404，2007.

7) Orchard DC, Varigos GA：Fixed drug eruption to tartrazine. *Australas J Dermatol*, **38**(4), 212-214, 1997.

8) 荒木祥子，磯ノ上正明，駒村公美ほか：トニックウォーターに含まれるキニーネによる固定疹の1例．皮膚臨床，**46**(5)：763-766，2004.

9) Morrow DM, Rapaport MJ, Strick RA：Hypersensitivity to Aloe. *Arch Dermatol*, **116**(9), 1064-1065, 1980.

10) 狩野葉子：健康食品による副作用．最新皮膚科大系5 薬疹・中毒疹(玉置邦彦総編)，中山書店，pp. 194-200，2004.

11) 池澤優子：接触皮膚炎症候群と全身性接触皮膚炎．医学のあゆみ，**240**(10)：858-863，2012.

12) 足立厚子，堀川達弥：全身型金属アレルギー──食事制限の有効性について．臨皮，**46**：883-889，1992.

13) Panzani RC, Schiavino D, Nucera E, et al：Oral hyposensitization to nickel allergy：Preliminary clinical results. *Int Arch Allergy Immuol*, **107**, 251-254, 1995.

MB Derma, 296：61-71, 2020.

◆特集／“中毒疹”診断のロジックと治療

Paraneoplastic autoimmune multiorgan syndrome に伴う皮疹

鈴木茉莉恵*1　猿田祐輔*2　張田修平*3
北見由季*4　渡辺秀晃*5　末木博彦*6

Key words：胸腺腫関連多臓器自己免疫症候群（thymoma-associated multiorgan autoimmunity），移植片対宿主病様紅皮症（graft-versus-host disease-like erythroderma），制御性 T 細胞（regulatory T cell），腫瘍随伴症候群（paraneoplastic syndrome），胸腺腫（thymoma）

Abstract　2001 年 Nguyen ら[1]は，悪性腫瘍に関連して引き起こされる自己免疫症候群を Paraneoplastic autoimmune multiorgan syndrome（PAMS）と提唱した．PAMS は，天疱瘡様，類天疱瘡様，多形紅斑様，移植片対宿主病様，扁平苔癬様などの様々な皮膚症状および病理組織学的所見を呈する同一スペクトラム上の疾患である．Thymoma-associated multiorgan autoimmunity（TAMA）は胸腺腫に付随して口腔，腸管などの消化器，肝臓・胆管系，皮膚を標的として graft-versus-host disease（GVHD）様の組織障害を引き起こす稀な疾患で近年報告が散見されるが，TAMA も PAMS に包合される[2]．本稿では，我々が経験した TEN と鑑別を要した TAMA の症例を提示し，病態，臨床所見，組織所見，治療，予後や診断のポイントについて文献的考察を加えて解説する．

症　例：59 歳，女性

初　診：2015 年 8 月

主　訴：躯幹四肢の瘙痒を伴う紅斑

家族歴：特記すべき事項なし．

既往歴：胸腺腫（2013 年に診断され全切除後），重症筋無力症（2013 年に診断され，現在プレドニゾロン 15 mg/day 内服中）

内服薬：プレドニゾロン（プレドニン®），オメプラゾール（オメプラゾール® 錠），アレンドロン酸ナトリウム水和物（ボナロン® 錠），タクロリムスカプセル（プログラフ® カプセル）

現病歴：2015 年 5 月，胸腺腫が再発し胸膜播種がみられ，プレドニゾロン 25 mg/day に増量された．7 月上旬より両上肢に紅斑が出現した．徐々

に皮疹が増悪したため 8 月上旬に近医皮膚科を受診した．オメプラゾール（オメプラゾール® 錠）とアレンドロン酸ナトリウム水和物（ボナロン® 錠）の薬疹が疑われ，被疑薬 2 剤の中止とステロイド軟膏の外用を開始された．同時期に重症筋無力症も増悪し，8 月中旬に神経内科に入院し，皮疹に関して当科に依頼された．

現　症：体温 37.0℃．顔面には皮疹を認めず，頸部・体幹・四肢には紅褐色調の大豆大までの浮腫性紅斑が多発，癒合しており，瘙痒を伴っていた．水疱，びらん，粘膜疹はなかった．

経　過：薬疹の増悪を考え，皮疹に対してはフェキソフェナジン塩酸塩（アレグラ®）とロラタジン（クラリチン®）の内服と，ストロングクラスのステロイド軟膏外用を行った．重症筋無力症に対してはメチルプレドニゾロンコハク酸エステルナトリウムのセミパルス療法（500 mg/day）が施行されたが，皮疹は徐々に増悪した．入院 12 日目には 39℃ の発熱と顔面に紅斑が拡大し，下肢は水疱とびらんの形成がみられた（図 1）．翌日は眼瞼

*1　Marie SUZUKI，〒142-8666 東京都品川区旗の台 1-5-8　昭和大学医学部皮膚科学講座
*2　Yusuke SARUTA，同，講師
*3　Shuhei HARITA，同，助教
*4　Yuki KITAMI，同，准教授
*5　Hideaki WATANABE，同，教授
*6　Hirohiko SUEKI，同，主任教授

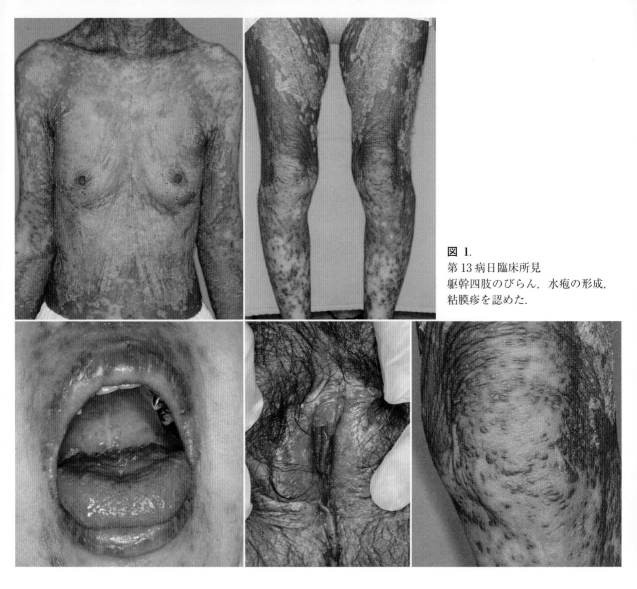

図 1.
第 13 病日臨床所見
躯幹四肢のびらん，水疱の形成，
粘膜疹を認めた.

結膜の充血と眼脂の付着があったため，スルファ
メトキサゾール・トリメトプリム（バクタ®）を中
止のうえで，当科に転科し皮膚生検を施行した.

再診時現症：顔面には小指頭大の淡褐色斑が多
発散在しており，頸部，前腕，下腿には示指頭大
までの褐色調で類円形の紅斑が多発癒合してい
た．各紅斑の中央部には角化傾向のある弛緩性水
疱がみられた．体幹・上腕・大腿は以前びらんで
あったと考えれる部位に鱗屑が付着し，角化傾向
がみられた．全身のびらん面積は 10% を超えてい
た.

臨床検査所見：

・血　算：WBC：$12.0×10^3/\mu$L（Neu：87.1%，
Lym：12.4%，Mon：0.4%，Eos：<0.1%），PLT：
$29.7×10^4/\mu$L，RBC：$503×10^4/\mu$L，Hb：15.7 g/dL

・生化学所見：AST：24 IU/L，ALT：46 IU/
L，γ-GT：17 IU/L，ALP：90 IU/L，LDH：501
IU/L，BUN：15.2 mg/dL，Cr：0.41 mg/dL，
CK：234 U/L，ミオグロビン：128 ng/dL，CRP：
0.08 mg/dL，抗 AchR 抗体：20 pmol/mL，抗核
抗体（定性）：陰性，抗 Dsg1 抗体：<3.0，抗 Dsg3
抗体：<3.0，抗 BP180 抗体：<3.0，TSH：0.42
IU/mL，FT3：1.88 pg/mL，FT4：1.12 pg/mL，
抗 TPO 抗体：6.1 IU/mL，Tg 抗体：10.5 IU/mL

皮膚病理学的所見：左足関節伸側の水疱部と紅
斑部の 2 か所より皮膚生検を施行した.

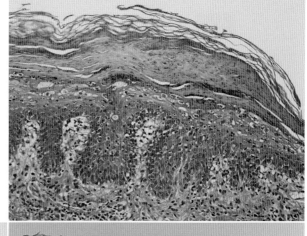

図 2.
病理組織所見・免疫染色所見
　a（HE 染色）：錯角化を伴う過角化が顕著で，核異形を欠くリンパ球の表皮内浸潤がみられる．基底層部の液状変性，ケラチノサイトの小細胞壊死を伴う（HE 染色）．
　b（CD4），c（CD8）：表皮内と真皮に浸潤する細胞はCD8 陽性 T 細胞が優位である．
　d（Foxp3），e（多形紅斑患者での Foxp3）：Foxp3 の免疫染色では多形紅斑の症例と比較し，自験例では発現が減少し Treg 数の減少が示唆される．

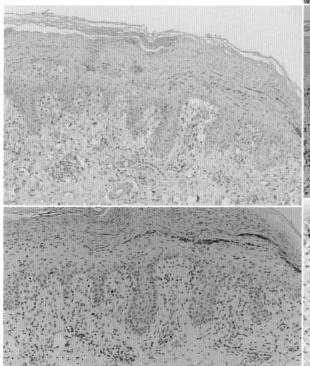

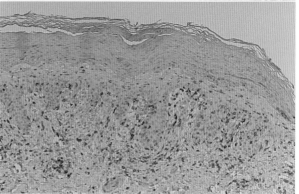

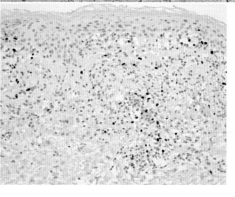

　表皮は錯角化を伴う過角化が高度で，表皮細胞の個細胞壊死が顕著であったが，基底層は保たれていた．真皮の脈管周囲にリンパ球主体の炎症細胞浸潤がみられた．リンパ球に核異型性はみられず，免疫染色では表皮に浸潤する細胞は CD8 陽性T 細胞が主体であった．Foxp3 については多形紅斑の症例と比較すると自験例では発現が減少しており，Treg の減少が示唆された（図 2）．
　DLST：
　・オメプラゾール（オメプラゾール® 錠）：SI 値2.3＋

　・アレンドロン酸ナトリウム水和物（ボナロン® 錠）：SI 値 1.7＋/－
　・タクロリムス（プログラフ® カプセル）：SI 値1.5－
　・スルファメトキサゾール・トリメトプリム（バクタ® 配合錠）：SI 値 4.5＋
　診　断：DLST はオメプラゾール（オメプラゾール® 錠）とスルファメトキサゾール・トリメトプリム（バクタ® 配合錠）で陽性になったものの，ステロイドパルス療法を施行しても増悪し角化傾向を伴う紅斑～紅皮症を呈した臨床像と，特徴的

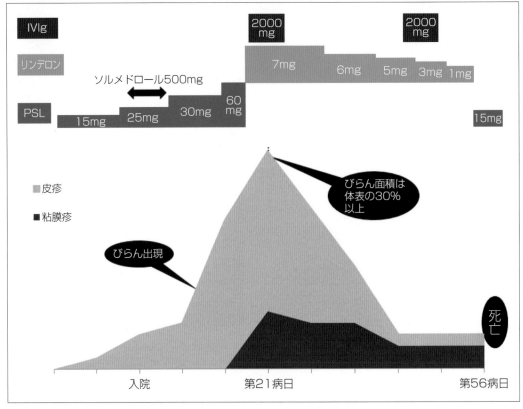

図 3. 治療経過
ステロイド大量療法(60 mg/day)と IVIG 療法を併用し，皮疹は徐々に上皮化したが，呼吸状態は
改善せず，下痢が持続しサイトメガロウイルスによる敗血症にて第 57 病日死亡.

な病理組織像より TAMA と診断した.

治療および経過：γグロブリン大量療法(intra-venous immunogloblin；IVIG)を併用し，プレドニゾロンからリンデロン®に変更した．びらんは徐々に上皮化し，紅斑も暗褐色調へ変化したが角化の進行を認めた．呼吸状態は改善せず，下痢が持続しサイトメガロウイルスによる敗血症にて第 57 病日死亡した(図 3).

考 案

胸腺腫では胸腺腫関連自己免疫皮膚疾患として扁平苔癬，天疱瘡，円形脱毛症などの報告があるが，TAMA もその 1 つとして近年報告が散見されるようになった稀な疾患である．TAMA は骨髄移植などの既往がないのにもかかわらず皮膚，口腔，腸管などの消化器，肝臓・胆管系を標的として GVHD 様の組織障害を生じる．1995 年に Kornacki ら[3]により胸腺腫に GVHD 様の腸炎を合併する症候群として最初に報告された後，2007 年に Wadhera ら[2]により胸腺腫に GVHD に類似する皮膚，肝臓，腸の症状を伴った症例に対し thymoma-associated multiorgan autoimmunity (TAMA)の病名が提唱された.

TAMA の病因はまだ明らかにはなっていないが，胸腺腫内で AIRE(autoimmune regulator) gene 発現が消失することで negative selection の過程に異常が起き，自己反応性 T 細胞が出現すること，制御性 T 細胞が減少することが発症に関連すると考えられている．過去の文献において胸腺腫に対する化学療法や放射線療法により皮疹が軽快した症例も報告されており[4]，最近の学会報告では皮膚症状出現後に胸腺腫への治療なしに病変の縮小している症例が散見される．胸腺腫は胸腺上皮細胞から発生する腫瘍であることを考慮すると，胸腺腫に対する抗腫瘍免疫の高まりによる胸腺腫の縮小と皮膚障害の重症化との間には関連性

が推察される.

病理組織学的には，表皮の錯角化を伴う過角化，空胞変性と表皮内の個細胞壊死，表皮真皮境界部の液状変性，真皮浅層に CD8 陽性 T 細胞の浸潤と CD4/CD8 比率の低下，CD1a 陽性ランゲルハンス細胞と制御性 T 細胞の減少が特徴的であり，慢性期 GVHD の病理像と一致する.

医学中央雑誌と PubMed で調べ得た限り，TAMA の報告例は自験例も含め 45 例であった．皮膚症状のみを呈するものは 15 例，消化器症状のみを呈するものは 7 例，皮膚と消化器症状（口腔びらんを含める）を呈するものは 4 例，皮膚症状と肝機能障害を呈する症例は 6 例，皮膚症状と消化器症状，肝機能障害を呈する症例は 13 例であった.

皮膚症状を呈するものの報告例は 38 例（表1）[2)4)~36)]，平均年齢は 49.2 歳，男女比は 9：29 であり，胸腺腫の発症頻度は男女比 1：1 であることを考慮すると，TAMA は女性に多くみられた．胸腺腫の stage について記載のあったもの 24 例中 19 例が正岡分類 stage Ⅳ であった．胸腺腫の再燃や転移に伴い発症している症例が多いが，単純ヘルペスウイルス感染の再発とサイトメガロウイルス抗原の上昇に伴い皮疹が増悪し，抗ウイルス薬投与で皮疹が軽快した症例[15)]や，水痘帯状疱疹ウイルス感染後に皮膚症状を呈した症例[22)]もみられる．北村らによると，ヒトヘルペスウイルスの再活性化は GVHD を引き起こす一因であり[37)]，単純ヘルペスやサイトメガロウイルス，水痘帯状疱疹ウイルスなどのウイルス感染は TAMA 発症の一因となる可能性がある．また，TAMA の治療においてサイトメガロウイルス感染や単純ヘルペス感染により皮疹の悪化した報告[15)]もあり，皮疹増悪の際にはウイルスの再活性化に注意が必要である.

胸腺腫発症から TAMA 発症までの期間は，皮疹出現を契機に全身検索の画像検査時に胸腺腫が発見されるケースや胸腺腫発症から 19 年とばらつきがある.

皮膚症状は表皮の過角化を伴うため乾癬様の皮疹を呈する症例が多いが，紅斑，丘疹，紫斑，麻疹様，多形紅斑様，紅皮症の報告もみられる．Nakagiri らは紅皮症状態を GVHD-like erythroderma と提唱し[10)]，GVHD-like erythroderma を呈した症例は 9 例であった．そのうち 8 例で死亡しており，GVHD-like erythroderma は予後不良因子といえる.

鑑別診断として薬疹，ウイルス感染，腫瘍随伴性天疱瘡，扁平苔癬，滴状乾癬，腸性肢端皮膚炎，GVHD が挙げられる．また，表皮剥離を伴い SJS や TEN などの重症薬疹との鑑別が必要となった症例は，自験例と合わせ 2 例[31)]報告があり注意を要する．この 2 例でも表皮の角化傾向が高度であったことが SJS や TEN との鑑別として有用であった.

皮疹の出現から死亡までの期間は，記載がある 15 例では 1~3 年と長期生存例は 6 例，その他は 11 日~10 か月と症例によりばらつきがみられた．45 例中 31 例（68.9%）が死亡報告である．正岡分類 stage Ⅳa 期胸腺腫の 5 年生存率は 50%，正岡分類 stage Ⅳb 期胸腺腫の 5 年生存率を 64.8% と考慮すると，TAMA の発症は予後不良因子の 1 つと考えられる．死因は感染症が 18 例と最多であり，治療に伴う免疫機能低下によると思われ，自験例でもサイトメガロウイルス感染症（腸炎肺炎，敗血症）を併発した．皮膚症状，消化器症状，肝機能障害すべてを呈する症例は全例が死亡している．生存例と死亡例について比較してみると，生存例は皮膚障害のみが 4 例（26.7%），消化器症状のみが 4 例（57.1%），皮膚症状と消化器症状（口腔びらんを含む）を呈するものが 4 例（100%），皮膚と肝機能障害を呈するものが 2 例（33.3%）となり，障害される臓器が皮膚と消化器である症例では予後が良好であった.

治療法は確立しておらず，過去の報告で症状寛解を得た 9 症例において 6 症例で胸腺病変の切除や化学療法を行っており，1 例はプレドニゾロンの内服と IVIG 療法，2 例は Nb-UVB が治療に奏効していた．光線療法は GVHD の治療の選択肢と

表 1. 皮疹を呈した TAMA の症例のまとめ

年代・著者	性別・年齢	胸腺腫分類	併存症	胸腺腫〜TAMA発症まで(年)	皮疹	肝機能障害	症状	消化器症状	びらん	口腔	TAMA発症後の治療	転機	TAMA発症〜死亡するまでの期間	死亡原因
Holder J (1997)	47 M	A/ I	GS, PRCA	同時	A maculopapular rash on the face and central trunk, discrete lichenoid papules on the flanks and onychomycosis of the two finger nails	−	−			+	胸腺腫切除	Alive	—	—
Wang MH (2000)	38 F	−/IVa	MG	2	Erythematous maculo-papular skin eruptions over the trunk and extremities	+	+			+	PSL CyA TC	Dead	—	下血 院内感染
Lowry PW (2002)	35 F	−/IVa	MG	7	A confluent pruritic, mac-ulopapular, erythematous rash on her back, chest, and neck	−	+			−	PSL (50 mg/day)	Dead	3M	—
Slelifer S (2003)	57 F	−/III	GS	同時	Progressive, consisting of confluating red tp red-purple partly nummular skin lesions, some of which had a target-lesion-like appearance, as can be seen in ery-thema multiforme	+	+			−	PSL IVIG 胸腺腫切除	Dead	—	Sepsis ARDS
Fukuyama (2004)	46 F	−/IVa	MG, GS	12	頭髪, 眉毛, 睫毛は全脱毛し, 顔面全体が紅斑で覆われ, 体幹は小葉状鱗屑を付着する紅斑で覆われ, 大腿部は網目状紅斑を呈し襟飾り様に鱗屑を付着していた	−	+			−	CyA 胸腺腫に対するRT	Dead	—	感染症とそれに伴う急性副腎不全
Wadhera A (2007)	50 M	−/IV	GS	1.5	A confluent erythematous and scaly papulosqua-mous eruption involving most of face, trunk, and bilateral upper and lower extremities	+	−			−	PUVA	Dead	3Y	Sepsis
Nakagiri (2007)	40 F	B1/ II	MG	18	Erythroderma appeared in the trunk and extremi-ties	+	+			+	PSL CyA	Dead	5M	Sepsis
Offerhaus GJ (2007)	39 F	AB/−	TCP PRCA SjS	10	Generalized erythroder-mia	+	+			−	CyA 抗 CD3 抗体	Dead	—	呼吸不全と循環不全
Gishen FS (2009)	50 代 F	B3/IVb	MG 好中球減少 貧血	1	Widespread, pruritic, ery-thematous rash	+	+			−	PSL PUVA	Dead	2〜3Y	Fluctuat-ing Symptoms
花房 (2011)	40 F	B1/IV	MG	7	四肢, 躯幹に鱗屑を付す米粒大までの紅斑, 紅皮症に近い状態	+	+			+	PSL CyA	Dead	5M	Sepsis
	36 F	B1/−	MG	2	鱗屑を付す紅斑が出現, 拡大し紅皮症となる	+	−			−	PSL (20 mg/day)	Dead	3Y	肺炎
	42 F	B2/IV	MG SLE	3	母指頭大までの鱗屑を付す紅斑が体幹, 四肢に散在, 頬粘膜にびらん, 潰瘍形成あり	−	−			−	PSL (30 mg/day) Chemo ステロイドパルス	Alive	—	—
Nagano (2011)	50 F	AB/IVa	MG	7	Diffuse erythematous plaques and oedema on the lower extremities→再発し moderate erythrod-erma	+	−			−	PSL Chemo	Alive	—	—
金子 (2011)	38 F	−/−	MG	—	躯幹四肢に淡紅色の境界明瞭で鱗屑の付着する不整形角化局面が散在, 癒合傾向あり, 瘙痒なし	−	−			−	TC PSL CyA	Dead	—	サイトメガロウイルス感染症

表 1. つづき

年代・著者	性別・年齢	胸腺腫分類	併存症	胸腺腫〜TAMA発症まで（年）	皮疹	肝機能障害	消化器症状	びらん口腔	TAMA発症後の治療	転機	TAMA発症〜死亡するまでの期間	死亡原因
Murata (2013)	64 F	−/−	MG	8	Pruritic erythema Erythema that was scaly, mildly keratotic and distributed over the face, body, trunk and ext.	+	−	−	NB-UVB CyA PSL TC	Dead	−	アスペルギルス感染症
Motoishi (2015)	69 F	B2/III	−	−	Scaling erythema involving her face, trunk, and predominantly bilateral upper and lower extremities	−	−	−	TC 胸腺腫切除 RT	Alive	−	−
Warren S (2015)	50 F	B1/IIA	MG, 白斑	4	Psoriasiform appearance compared to the lichenoid eruption →erythroderma	+	+	−	PSL TC	Dead	−	呼吸不全
小林 (2015)	49 M	B1/−	MG, SLE	9	環状の鱗屑を伴った，癒合性の紅斑が全身にみられた	+	+	−	PSL	Dead	2Y8M	Sepsis
Thomas A (2015)	38 F	B1/−	PRCA MG Bulbar−myasthenic polymyositis	−	target lesions was observed	+	−	−	PSL IVIG	Alive	−	
Nakayama (2016)	32 M	B2/IVa	MG, PM	4	Scaly annular erythema on his trunk→6か月でerythroderma	−	−	−	TC PSL NB-UVB	Dead	−	Sepsis 呼吸不全
Muramatsu (2016)	55 F	B3/IVA	PRCA	5	Erythema that was scaly mildly keratotic, and distributed over the face, body trunk, and extremities	−	−	−	PSL	Dead	1Y	PML
Masuda (2017)	44 F	−/−	MG	6	Irregular milliary-sized erythematous papules appeared on the patient's trunk and disseminated to the whole body→erythroderma	+	+	−	−	Dead	−	全身状態不良
Fukushima (2017)	77 F	B2/−	GS hypogammaglobulinemia	同時	Scaly erythema→whole body presented with extensive erythema and scale accompanied by strong pruritus	−	−	+	TC 胸腺腫切除 レチノイド Nb-UVB	Alive	−	
入江 (2017)	63 F	B2/IV	−	同時	四肢，躯幹に鱗屑を付す紅斑が多発，播種状に散在，瘙痒を伴い躯幹では癒合傾向がみられた	−	−	−	TC Chemo RT	Alive	−	
Gupta V (2017)	26 M	B1/−	MG	5M	Keratotic papule→wide spread skin eruption	+	+	−	PSL (30 mg/day) CyA 100 mg/隔日	Dead	11days	Septic shock(クレブシエラ感染症)
菅野 (2017)	42 M	−/−	MG SjS	10	躯幹四肢に1cmまでの鱗屑を伴う淡紅色の角化性紅斑が一部癒合しびまん性にみられた．口唇の乾燥と亀裂＋，頭皮に多発する脱毛斑	+	+	+	PSL (12.5 mg/day) IVIG ステロイドパルス療法	Dead	1M	肺アスペルギルス症
上村 (2017)	71 M	B1/IVa	PRCA	4.3	瘙痒を伴う紅斑	+	+	−	PSL (50 mg/day) TC	Dead	12days	Sepsis
Shiba (2017)	58 F	B3/IVa	MG PRCA	23	Pruritic eruptions→numerous keratotic papules on the trunk	−	−	−	TC PSL (30 mg/day) Nb-UVB	Dead	1M	心筋梗塞
	72 M	B1/IVa	PRCA	4	Rash on the whole body	−	−	−	TC PSL (50 mg/day) CyA	Dead	−	意識障害

表 1. つづき

年代・著者	年齢・性別	胸腺腫分類	併存症	胸腺腫〜TAMA発症まで(年)	皮疹	肝機能障害	消化器症状	口腔びらん	TAMA発症後の治療	転機	TAMA発症〜死亡するまでの期間	死亡原因
Mizutani (2017)	44 F	−/−	MG	6	Irregular milliary-sized erythematous papules on the patient's trunk and disseminated to the whole body	+	+	−		Dead	−	全身状態不良
Gui X (2017)	35 F	AB/IVb	−	9	Purple, scaly papules that coalesced into patches on yhe face, trunk, and upper and lower extremities	−	−		TC PSL	Dead	13M	DIC
Yatuzaka (2018)	52 F	−/IV	MG	7	Scaly erythema and pap-ules with itching across the trunk and ext.→a few weeks で erythroderma に 上腕に flat atypical target legions+	+	+	+	TC PSL Nb-UVB	Alive	−	−
Hung CT (2019)	61 M	B2, B3/IVa	自己免疫性甲状腺炎, 口腔扁平苔癬	6	Erythematous patches on the face and numerous ill-defined and scaling plaques of various sizes were noted over the trunk and extremities	+			PSL	Alive		
張田 (2019)	66 F	−/IV	MG, PRCA	9	体幹四肢に暗紅色調を呈する母指頭大までの浸潤性紅斑が多発し, 鱗屑が顕著で瘙痒を伴っていた	+	−	−	PSL TC	Dead	10M	急性心不全, 貧血
Solimani F (2019)	51 F	−/−	MG	7	Erythematous plaques with shallow erosions and overwhelming yellow-to-brown crusts, involving the trunk, mainly back, upper and, to lesser extent, lower limbs, dor-sal aspect of hands, face, and scalp	+	+		CyA IVIG 再発腫瘍の OPE	Dead		Sepsis
Sato (2019)	47 F	−/−	−	19	Small erythematous mac-ules with scales over the entire body				PSL(30 mg/day) IVIG	Dead		呼吸不全
斎藤 (2019)	41 F	−/IV	MG	3	全身に大豆大で紫紅色の強い瘙痒を伴う浸潤性紅斑あり	−	−	−	TC PSL TAC Nb-UVB	Alive	−	−
自験例	59 F	−/−	MG	2	鱗屑を付す紅斑が出現, 拡大し紅皮症となる	+	−	−	PSL	Dead	5M	サイトメガロウイルス感染症

ARDS : acute respiratory distress syn-drome
CMV : cytomegalovirus
CyA : cyclosporine
DIC : disseminated intravascular clotting
GS : good syndrome
MG : myasthenia gravis
NB-UVB : narrow-band ultraviolet B
PRCA : pure red cell aplasia
PUVA : psoralen and ultraviolet A
SjS : Sjögren syndrome
TCP : thrombocytopenia

<病理分類(WHO)>
- A : Medullary thymoma
  紡錘形/卵円型の細胞で, 核異型を認めない
- AB : Mixed thymoma
  AとBの混合型
- B1 : Predominantly cortical thymoma
  密なリンパ球浸潤を伴う
- B2 : Cortical thymoma
  腫瘍上皮に明瞭な核小体が認められる
- B3 : Well-differentiated thymic carcinoma
  多角形の上皮がシート状に配列し, リンパ球の浸潤は少ない
- C : Thymic carcinoma
  胸腺がん

<病期分類(正岡)>
Stage I
　肉眼的・組織学的にも被包化されているもの
Stage II
　(A) 顕微鏡的に被膜浸潤が認められるもの
　(B) 肉眼的に周囲の脂肪組織もしくは被膜に浸潤・癒着したもの
Stage III
　肉眼的に心膜, 大血管, 肺に浸潤したもの
Stage IV
　(A) 胸膜・心膜播種
　(B) リンパ行性・血行性転移

して広く知られているが，光線療法は浸潤している T 細胞のアポトーシスを誘導する[39)40)]だけでなく，いくつかのサイトカインの変化により T 細胞をダウンレギュレーションし，さらに制御性 T 細胞を増加させる[41)]報告もある．また，IVIG は Treg 機能の数を回復させるという見解[38)]がある．以上より，特に TAMA の皮膚症状の改善が光線療法や IVIG 療法で期待される．皮疹に関していえば，プレドニゾロン内服投与の反応性は比較的良好ではあるが，減量の際に皮疹の再燃を認めたり，プレドニゾロン投与による免疫抑制の影響で感染症による死亡例が多い．諸症状がステロイド投与で軽快していても，突然心筋梗塞[28)]や心不全[33)]，意識障害[28)]，呼吸不全[35)]などその他の腫瘍随伴症候群の症状悪化によると思われる死亡例が目立ち，根本的な胸腺腫に対する治療なくして寛解を得るのは困難と思われる．

　以上より，胸腺腫とともに皮膚症状を認める際は本疾患を念頭に置き，早期に胸腺腫に対する積極的な治療介入をはかっていくことが望ましいと考えられた．

文　献

1) Nguyen VT, Ndoye A, Bassler KD, et al：Classification, clinical manifestations, and immunopathological mechanisms of the epithelial variant of paraneoplastic autoimmune multiorgan syndrome：a reappraisal of paraneoplastic pemphigus. *Arch Dermatol*, **137**：193, 2001.

2) Wadhera A, Maverakis E, Mitsiades N, et al：Thymoma-associated multiorgan autoimmunity：a graft-versus-host-like disease. *J Am Acad Dermatol*, **57**：683-689, 2007.

3) Kornacki S, Hansen FC, Lazenby A：Graft-versus-host-like colitis associated with malignant thymoma. *Am J Surg Pathol*, **19**：224-228, 1995.

4) Offerhaus GJ, Schipper ME, Lazenby AJ, et al：Graft-versus-host-like diseasecomplicating thymoma：lock of AIRE expression as a cause of non-hereditary autoimmunity, *Immunol Lett*, **114**：31-37, 2007.

5) Holder J, North J, Bourke J, et al：Thymoma-associated cutaneous graft-versus-host-like reaction. *Clin Exp Dermatol*, **22**：287-290, 1997.

6) Wang MH, Wong JM, Wang CY, et al：Graft-versus-host disease-like syndrome in malignant thymoma. *Scand J Gastroenterol*, **6**：667-670, 2000.

7) Lowry PW, Myers JD, Geller A, et al：Graft-versus-host-like colotis and malignant thymoma. *Dig Dis Sci*, **47**：1998-2001, 2002.

8) Sleijfer S, Kaptein A, Versteegh MI, et al：Full-Blown graft-versus-host disease presenting with skin manifestations, jaundice and diarrhea：an unusual paraneoplastic phenomenon of a thymoma. *Eur J Gastroenterol Heptol*, **15**：565-569, 2003.

9) 福山国太郎，宮崎安洋，渡辺　憲ほか：胸腺腫に続発した graft-versus-host disease（GVHD）様組織反応を呈した紅皮症．アレルギーの臨，**24**：64-67，2004.

10) Nakagiri T, Okumura M, Inoue M, et al：Thymoma-associated graft-versus-host disease-like erythroderma. *J Thorac Oncol*, **2**：1130-1132, 2007.

11) Gishen FS, Tookman AJ：An unusual case of malignant thymoma associated graft-versus-host disease. *BMJ Case Rep*, **2009**：doi：10.1136/bcr.05.2009.1866, 2009.

12) Hanafusa T, Azukizawa H, Kitaba S, et al：Diminished regulatory T cells in cutaneous lesions of thymoma-associated multi-organ autoimmunity：a newly described paraneoplastic autoimmune disorder with fatal clinical course. *Clin Exp Immunol*, **166**：164-170, 2011.

13) Nagano T, Kotani Y, Kobayashi K, et al：Chemotherapy improves thymoma-associated graft-versus-host-disease like erythroderma. *BMJ Case Rep*, pii：bcr0320113936, 2011.

14) 金子有希，田宮紫穂，塗木裕子ほか：Thymoma associated cutaneous graft-versus-host like diseaseの1例. *J Environ Dermatol Cutan Allergol*, **5**：459，2011.

15) Murata T, Yamamoto M, Kore-eda S, et al：Reactivation of herpes simplex virus and cytomegalovirus in a case of tymoma-associated graft-versus-host disease-like erythroderma. *Acta Derm Venereol*, **93**：761-762, 2013.

16) Motoishi M, Okamoto K, Kaku R, et al：Thy-moma-associated graft-versus-host-like disease with skin manifestations improved by complete resection of thymoma. *Ann Thorac Surg*, **100**：1078-1080, 2015.

17) Warren S, Nehal K, Querfeld C, et al：Graft-versus-host disease-like erythroderma：a mani-festation of thymoma-associated multiorgan autoimmunity. *J Cutan Pathol*, **42**：663-668, 2015.

18) 小林一博, 藤澤智美, 酒々井夏子ほか：Thymoma associated graft-versus-host like diseaseの1例. 診断病理, **32**：18-21, 2015.

19) Thomas A, Rajan A, Berman A, et al：Multi-organ autoimmune manifestations associated with thymoma. *J Thorac Oncol*, **10**：e5-e7, 2015.

20) Nakayama M, Itoh M, Kikuchi S, et al：Thy-moma-associated cutaneous graft-versus-host-like disease possibly treated with narrow-band UVB phototherapy. *EJD*, **26**：208-209, 2016.

21) Muramatsu K, Fujita Y, Inokuma D, et al：Cuta-neous manifestations of thymoma-associated multi-organ autoimmunity：A fatal sign. *Acta Derm Venereol*, **96**：818-819, 2016.

22) Masuda K, et al：Case of thymoma-associated multi-organ autoimmunity following herpes zos-ter. *J Dermatol*, **44**：e85-e86, 2017.

23) Fukushima A, Ichimura Y, Obata S, et al：Thy-moma-associated multi-organ autoimmunity：A case of graft-versus-host disease-like erythrod-erma complicated by good syndrome success-fully treated by thymectomy. *J Dermatol*, **44**：830-835, 2017.

24) 入江ひかり, 石川牧子：Thymoma associated graft-versus-host like diseaseの1例. 皮膚臨床, **59**：392-393, 2017.

25) Gupta V, Subhadarshani S, Wig N, et al：A rare graft-versus-host disease-like thymoma-associ-ated paraneoplastic autoimmune multiorgan syndrome. *Australas J Dermatol*, **10**：e262, 2017.

26) 菅野恭子, 梅影香央理, 林 圭ほか：γグロブリ ン大量療法で皮疹の改善がみられた thymoma-associated multiorgan autoimmunity の1例. 臨 皮, **71**：495-500, 2017.

27) 上村幸二郎, 田中康正, 近藤 瞬ほか：Thy-moma-associated multiorgan autoimmunity の1 例, 日内会誌, **107**：550-555, 2018.

28) Shiba K, Fujita Y, Miyazawa H, et al：Thy-moma-associated multi-organ autoimmunity：two case and a review of the literature. *JEADV*, **31**：e307-e348, 2017.

29) Mizutani H, Suehiro M, Sakurai T, et al：Case of thymoma-associated multi-organ autoimmunity following herpes zoster. *J Dermatol*, **44**：e85-e86, 2017.

30) Gui X, Zhu X, Guo L, et al：Graft-versus-host disease-like erythroderma：a sign of recurrent thymoma A case report. *Medicine*, **96**：49, 2017.

31) Yatsuzaka K, Tohyama M, Oda F, et al：Case of thymoma-associated cutaneous graft-versus-host disease-like disease successfully improved by narrowband ultraviolet B phototherapy. *J Dermatol*, **45**：479-482, 2018.

32) Hung CT, Tsai TF, Chen JS, et al：Thymoma-associated multiorgan autoimmunity, *BMJ Case Rep*, **12**：e229163, 2019.

33) 張田修平, 猿田祐輔, 中村華子ほか：Thymoma-associated multiorgan autoimmunity（TAMA）の 皮膚病変としての graft-versus-host disease （GVHD）-like erythroderma. 臨皮, **73**：10-16, 2019.

34) Solimani F, Maglie R, Pollmann R, et al：Thy-moma-associated paraneoplastic autoimmune multiorgan syndrome-from pemphigus to lichenoid dermatitis. *Front Immunol*, **10**：1413, 2019.

35) Sato Y, Shirota S, Kiniwa Y, et al：Tymoma-associated graft-versus-host-like disease treated with high-dose i.v. immunoglobulin. *J Dermatol*, **46**：e224-e225, 2019.

36) 斎藤 亨, 川口雅一, 二階堂まり子ほか：胸腺腫 再発に伴って発症し良好な経過をたどった胸腺 腫関連 GVH 様疾患の1例. 臨皮, **73**：951-956, 2019.

37) Kitamura K, Asada H, Ikeda H et al：Relation-ship among human herpesvirus 6 reactivation, serum interleukin 10 levels, and rash/graft-ver-sus-host disease after allogenetic stem cell transplantation. *J Acad Dermatol*, **58**：802-809, 2008.

38) Maddur MS, et al：Immunomodulation by intra-venous immunoglobulin：role of regulatory T cells. *J Clin Immunol*, **30**：S4-S8, 2010.

39) Krutmann J, Morita A：Mechanisms of ultravio-

let(UV)B and UVA phototherapy. *J Investig Dermatol Symp Proc*, **4** : 70–72, 1999.

40) Bladon J, Taylor PC : Extracorporeal photopheresis : a focus on apoptosis and cytokines. *J Dermatol Sci*, **43** : 85–94, 2006.

41) Lyama S, Murase K, Sato T, et al : Narrowband ultraviolet B phototherapy ameliorates acute graft-versus-host disease by a mechanism involving *in vivo* expansion of CD4$^+$CD25$^+$ Foxp3$^+$ regulatory T cells. *Int J Hematol*, **99** : 471–476, 2014.

42) Kanno K, Honma M, Ishida A : Cutaneous adverse reaction of mogamulizumab, an anti-CC chemokine receptor 4 monoclonal antibody : Shared histopathological features with thymoma-associated multi-organ autoimmunity. *J Dermatol*, **44** : e117–e118, 2017.

FAX 専用注文用紙 5,000 円以上代金引換 (皮 '20.5)

Derma 年間定期購読申し込み（送料無料） □ 2020 年＿月〜12 月　　□ 2019 年 1 月〜12 月（定価 41,690 円）		
□ Derma バックナンバー申し込み 　No.		
Monthly Book Derma. 創刊 20 周年記念書籍 □ そこが知りたい 達人が伝授する日常皮膚診療の極意と裏ワザ（定価 13,200 円）		冊
Monthly Book Derma. 創刊 15 周年記念書籍 □ 匠に学ぶ皮膚科外用療法─古きを生かす，最新を使う─（定価 7,150 円）		冊
Monthly Book Derma. No. 294（'20.4 月増刊号） □ "顔の赤み" 鑑別・治療アトラス（定価 6,380 円）　**新刊**		冊
Monthly Book Derma. No. 288（'19.10 月増大号） □ 実践！皮膚外科小手術・皮弁術アトラス（定価 5,280 円）		冊
Monthly Book Derma. No. 281（'19.4 月増刊号） □ これで鑑別は OK！ ダーモスコピー診断アトラス（定価 6,160 円）		冊
Monthly Book Derma. No. 275（'18.10 月増大号） □ 外来でてこずる皮膚疾患の治療の極意（定価 5,280 円）		冊
Monthly Book Derma. No. 268（'18.4 月増刊号） □ これが皮膚科診療スペシャリストの目線！ 診断・検査マニュアル（定価 6,160 円）		冊
Monthly Book Derma. No. 262（'17.10 月増大号） □ 再考！美容皮膚診療─自然な若返りを望む患者への治療のコツ─（定価 5,280 円）		冊
PEPARS 年間定期購読申し込み（送料無料） □ 2020 年＿月〜12 月　　□ 2019 年 1 月〜12 月（定価 42,020 円）		
□ PEPARS バックナンバー申し込み　No.		
PEPARS No. 147（'19.3 月増大号） □ 美容医療の安全管理とトラブルシューティング（定価 5,720 円）		冊
PEPARS No. 135（'18.3 月増大号） □ ベーシック＆アドバンス 皮弁テクニック（定価 5,720 円）		冊
□ ストレスチェック時代の睡眠・生活リズム改善実践マニュアル（定価 3,630 円）　**新刊**		冊
□ 美容外科手術─合併症と対策─（定価 22,000 円）　**新刊**		冊
□ グラフィック リンパ浮腫診断─医療・看護の現場で役立つケーススタディ─（定価 7,480 円）		冊
□ 足育学 外来でみるフットケア・フットヘルスウェア（定価 7,700 円）		冊
□ ケロイド・肥厚性瘢痕 診断・治療指針 2018（定価 4,180 円）		冊
□ 実践アトラス 美容外科注入治療 改訂第 2 版（定価 9,900 円）		冊
□ Non-Surgical 美容医療超実践講座（定価 15,400 円）		冊
□ カラーアトラス 爪の診療実践ガイド（定価 7,920 円）		冊
□ スキルアップ！ニキビ治療実践マニュアル（定価 5,720 円）		冊
□ イチからはじめる 美容医療機器の理論と実践（定価 6,600 円）		冊
その他（雑誌名/号数，書名をご記入ください） □		冊

お名前	フリガナ		診療科
		要捺印	
ご送付先	〒　　―		

TEL：　（　　　）	FAX：　（　　　）

FAX 03-5689-8030 全日本病院出版会行

バックナンバー 一覧 2020年4月現在

Monthly Book Derma.（デルマ）

2020年度　年間購読料　42,130円
通常号 2,750円（本体価格 2,500円＋税）×11冊
増大号 5,500円（本体価格 5,000円＋税）×1冊
増刊号 6,380円（本体価格 5,800円＋税）×1冊

※各号定価：本体 2,500円＋税（増刊・増大号は除く）
※ 2015年以前のバックナンバーにつきましては，弊社ホームページ（https://www.zenniti.com）をご覧ください.

　　掲載広告一覧

ウイルス性疾患 最新の話題

編集主幹：照井　　正　日本大学教授　　　　　No. 296　編集企画：
　　　　　大山　　学　杏林大学教授　　　　　　阿部理一郎　新潟大学教授

Monthly Book Derma．　No. 296

2020 年 5 月 15 日発行(毎月 15 日発行)
　　定価は表紙に表示してあります.
　　　　　　　　Printed in Japan

発行者　　末　定　広　光
発行所　　株式会社　全日本病院出版会
〒 113-0033 東京都文京区本郷 3 丁目 16 番 4 号 7 階
　　　　　電話　(03)5689-5989　Fax　(03)5689-8030
　　　　　郵便振替口座 00160-9-58753
印刷・製本　三報社印刷株式会社　　電話　(03)3637-0005
広告取扱店　㈱メディカルブレーン　電話　(03)3814-5980